Uschi Moriabadi

fit
at home

**Die besten Übungen
für Zuhause**

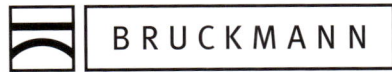

Inhaltsverzeichnis

Vorwort 5
Einleitung 6
Grundlagen... 6
Fitness-Check 8

> Warm-up
Mobilisationsübungen 10

> Cool-down
Dehnungsübungen 13

Workout – Übungssammlung

> Schulter & Arme
Seitheben 16
Biceps Curl 20
Trizeps 22

> Oberkörper & Rücken
Schultern/oberer Rücken 26
Oberkörperheben 30
Diagonalheben 34

> Oberkörper & Bauch
Crunch 38
Crunch diagonal 42

> Gesäß & Beine
Wadenheben 46
Lunge 50
Kniebeuge (Squat) 54
Hüftadduktoren 58
Hüftabduktoren/Gesäß 62

> Ganzkörperübungen

Tisch	66
Liegestütz	70
Seitstütz	74
Schulterbrücke	78

> Mobilisation & Körperwahrnehmung

Rolling down/up	82

> Gleichgewichtsübungen

Einbeinstand	86
Flieger	90

4-Wochen-Trainingsprogramme

4-Wochen-Programm für Einsteiger (Level I)	94
4-Wochen-Programm für Fortgeschrittene (Level II)	100
4-Wochen-Programm für Trainierte (Level III)	106
4-Wochen-Programm für Könner (Level IV)	112
4-Wochen-Programm »Rückenfit«	118
4-Wochen-Programm »Skifit«	124
4-Wochen-Programm »Workfit«	130
4-Wochen-Programm »Figurfit«	136
Register	142
Impressum	144

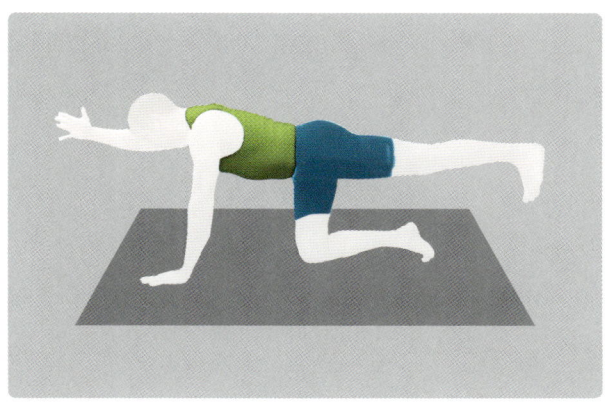

**Der Körper kann mehr als
der Kopf ihm zutraut.**

… probieren Sie es aus!

Ihre Uschi Moriabadi

Liebe Leserin, lieber Leser!

Schön, dass Sie sich entschlossen haben, etwas für Ihre Fitness und damit auch für Ihre Gesundheit zu tun. Sie werden sehen, es wird sich für Sie lohnen! Anfangs fällt es Ihnen möglicherweise schwer, sich jeden Tag für das Training »at home« zu motivieren. Sie finden vielleicht immer wieder Dinge und Aufgaben, die Ihnen wichtiger erscheinen als das Training. Vergeben Sie die oberste Priorität für sich! Ab sofort sind Sie, Ihre Gesundheit und Ihr Wohlbefinden das Wichtigste – lassen Sie eher alles andere warten!
Bevor Sie weiterlesen, beantworten Sie bitte folgende Fragen direkt hier in Ihrem Trainingsbuch »fit at home«!

Was könnte Sie vom Training abhalten und was tun Sie dagegen?

....

....

Warum wollen Sie trainieren?

....

....

Finden Sie nun heraus, welche Zeit in Ihrem Tagesablauf sich am besten eignet, um Ihr Training »at home« durchzuführen. Machen Sie diese Termine zu einer Routine! Am besten eignet sich die Zeit gleich nach dem Aufstehen oder auch die Zeit nach dem Ankommen zu Hause. Vielleicht verbinden Sie das morgendliche Training mit den Nachrichten in Radio oder Fernsehen oder Sie lassen Ihre Lieblingsmusik im Hintergrund laufen. Möglicherweise haben Sie auch ein Zimmer oder einen Raum, den Sie sich als Trainingsraum umgestalten wollen. Dann können Sie sich morgens oder nach der Arbeit dorthin zurückziehen. Die Trainingszeit »at home« gehört nur Ihnen! Freuen Sie sich darauf!

Dieses Buch möchte Ihnen ein ständiger Begleiter werden. Im Anschluss an diese Einleitung finden Sie einen Fitness-Check und einen Zehn-Punkte-Plan zum erfolgreichen Einarbeiten. Danach werde ich Ihnen ab Seite 10 alle Übungen vorstellen, die in den verschiedenen Trainingsprogrammen (ab Seite 94) zur Anwendung kommen. Es handelt sich dabei um grundlegende Übungen aus dem gesundheitsorientierten Fitnesstraining. Jede Übung wird über ansteigende Schwierigkeitsstufen von Level I für Trainingseinsteiger über Level II, Fortgeschrittene, bis zum Level III für Trainierte/Sportler entwickelt. Zusätzlich werden je Übung Alternativen beschrieben, die Abwechslung in Ihr Training bringen sollen. Ab Seite 94 finden Sie dann verschiedene Vier-Wochen-Trainingspläne, mit denen Sie ganz gezielt trainieren können. Bevor Sie damit beginnen, sollten Sie die Übungen einmal ausprobieren.

Einleitung

So stufen Sie sich ein

Als Trainingsanfänger sollten Sie unbedingt 30 Tage in Level I (Trainingsprogramm siehe Seite 94) trainieren! So vermeiden Sie Überlastungen in den Gelenken und gewöhnen sich allmählich an die Bewegungsabläufe und Beanspruchungen. Achten Sie dabei immer auf eine saubere Körpertechnik. Wenn Sie merken, Ihre Bewegungsausführung wird unsauber oder Sie tun sich schwer, brechen Sie die Übung bitte ab, auch wenn Sie in den ersten Wochen nicht die geforderte Wiederholungs- bzw. Satzzahl erreichen. Von Training zu Training werden Sie spüren, dass die Aufgabe immer einfacher wird. Fällt Ihnen die Übung so leicht, dass Sie drei Sätze ohne Mühe machen können? Gut! Dann sind Sie bereit für die nächste Stufe.

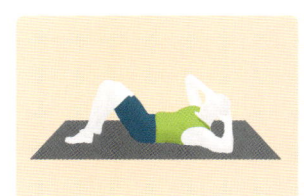

Als Fortgeschrittene/r werden Sie eingestuft, wenn Sie ohne Probleme die angegebenen Wiederholungszahlen und Sätze der Übungen Level I durchführen können. Dabei sollte die Körpertechnik natürlich sauber sein! In diesem Fall können Sie direkt nach dem Testen in Level II trainieren.

Schaffen Sie es, alle Übungen in Level I und Level II mit den geforderten Wiederholungszahlen bzw. Sätzen ohne Fehler durchführen, könnten Sie direkt mit den Übungen Level III beginnen und werden als Trainierte/r bzw. Sportler/in eingestuft.

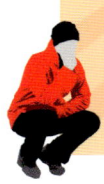

Uschis Coaching-Tipp
Während des Trainings wird Sie Ihr »Persönlicher Coach« regelmäßig begleiten. Er wird Ihnen zu verschiedenen Übungen wertvolle Tipps geben, Sie auf kritische Sequenzen in Bewegungen hinweisen und Sie bei dem Erreichen Ihres Ziels unterstützen.

Grundlagen

Stabiler Stand

Bei allen Übungen im Stehen bilden die Füße die Basis für eine aufrechte Wirbelsäule und somit für einen stabilen Stand. Je besser und stabiler Sie stehen, umso besser lassen sich alle Gelenke Ihres Körpers kontrollieren und um so leichter werden Ihnen die Übungen gelingen. Erfühlen Sie Ihre Fußsohlen, die Zehen, die Fußaußen- bzw. -innenkanten und die Fersen. Fühlen Sie sich über Ihre Fußsohlen im Boden »verwurzelt« wie ein Baum.

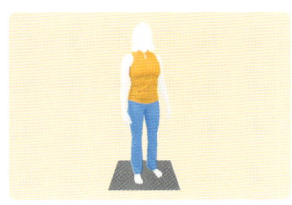

Aufrechte Wirbelsäule

Wenn in den Übungsbeschreibungen von einer aufrechten Wirbelsäule gesprochen wird, ist damit die Neutralposition, also die doppelt S-förmige-Krümmung gemeint. Die Wirbelsäule sollte in keinem Bereich extrem gekrümmt sein und nicht in sich zusammensacken. Streben Sie mit Ihrem Kopf in Richtung Himmel und lassen Sie die Wirbelsäule lang werden. Schaffen Sie Platz zwischen den Wirbelkörpern, so dass die Bandscheiben entlastet werden.

Die Kopfhaltung

Die Kopfhaltung muss sich der Haltung der Wirbelsäule anpassen. Dabei sollte der Scheitel nach oben streben, der Blick nach vorne gerichtet sein und ein leichtes Doppelkinn entstehen. Versuchen Sie, das Kinn nach hinten zu schieben, so dass die Schädeldecke gegen eine imaginäre Wand strebt. Wenn Sie es richtig machen, werden Sie einen Dehnungsreiz in der Nackenmuskulatur spüren.

Die Bauchspannung

Der Begriff Bauchspannung oder die Aufforderung »Bauch flach« bzw. »ziehen Sie Ihren Bauchnabel nach innen« werden Sie fast in jeder Übungsbeschreibung finden. Warum? Die Bauchmuskulatur hat die Aufgabe, in Kooperation mit der Rückenmuskulatur die Wirbelsäule zu stabilisieren und so vor Verletzungen und zu starker Belastung zu schützen. Aus diesem Grund sollten Sie bei fast allen Übungen (wenn es nicht anders beschrieben ist) eine leichte Bauchspannung haben. Entspannt wird zum Schluss!

Die Atmung

Eine gleichmäßige Atmung während der Übungsausführung sollte ständig gewährleistet sein, denn der Körper braucht Sauerstoff! In den Übungsbeschreibungen finden Sie immer Hinweise zur Atmung. Falls Sie mit dem vorgegebenen Atemrhythmus gar nicht klar kommen, lassen Sie Ihre Atmung ganz natürlich fließen – Hauptsache, Sie atmen!

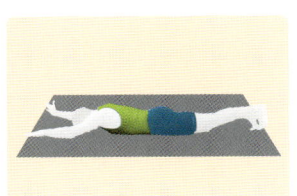

Sich lang machen

Das Prinzip »Verlängern statt Verspannen« spielt in der Pilates-Methode eine große Rolle und bedeutet, dass Sie bei Übungen, wie z. B. dem Diagonalheben im Vierfüßlerstand (siehe Seite 34) die Bewegungsvorstellung haben, Sie würden sich in die Länge ziehen. Beim Diagonalheben würden Sie nach diesem Prinzip einen Arm nach vorne schieben und die gegenüberliegende Fußsohle nach hinten. Die Wirbelsäule wird also parallel zum Boden auseinander gezogen.

Zum Abschluss sei darauf hingewiesen, dass für Sie persönlich das Wichtigste ist, dass Sie entscheiden, was Ihnen gut tut bzw. was Ihnen schadet. Hören Sie in Ihren Körper hinein! Nehmen Sie Ihren Körper vor, während und auch nach den Übungen bewusst wahr. Wie fühlt sich Ihr Körper vor dem Training an? Was hat sich durch die Übung möglicherweise verändert? Spüren Sie nach und genießen Sie – Ihr Körper wird es Ihnen danken!

Fitness-Check

Wie schon beschrieben, ist es zu Beginn des Trainings wichtig, Ihr persönliches Fitnesslevel zu bestimmen. Bevor Sie jedoch mit den ersten Testübungen beginnen, sollten Sie unbedingt die folgenden Fragen beantworten!

ja	nein	
☐	☐	Leiden Sie an einer chronischen Erkrankung?
☐	☐	Ist Ihnen gelegentlich schwindelig und/oder haben Sie regelmäßig Kopfschmerzen?
☐	☐	Nehmen Sie regelmäßig Medikamente (z. B. Blutdrucksenker oder Insulin)?
☐	☐	Sind Ihnen Fitness-Übungen völlig unbekannt?
☐	☐	Haben Sie seit mehreren Jahren (3 Jahre) nicht mehr trainiert und/oder sich sportlich betätigt?
☐	☐	Haben Sie akute Schmerzen in den Gelenken oder in der Wirbelsäule?

Auswertung

Haben Sie einige der Fragen mit Ja beantwortet, sind Sie sich unsicher bei der Beantwortung oder wollen Sie einfach nur sichergehen, dass Ihnen das Training nicht schadet, fragen Sie am besten Ihren Hausarzt des Vertrauens oder lassen Sie in einem Fitness-Studio einen professionellen Fitness-Check durchführen. Übernehmen Sie Verantwortung für Ihre Gesundheit! Riskieren Sie nichts!

Wenn Sie alle Fragen mit Nein beantworten können oder Sie inzwischen mit Ihrem Hausarzt gesprochen haben, können Sie mit dem Training beginnen. Starten Sie in jedem Fall immer mit den Übungen Level I!

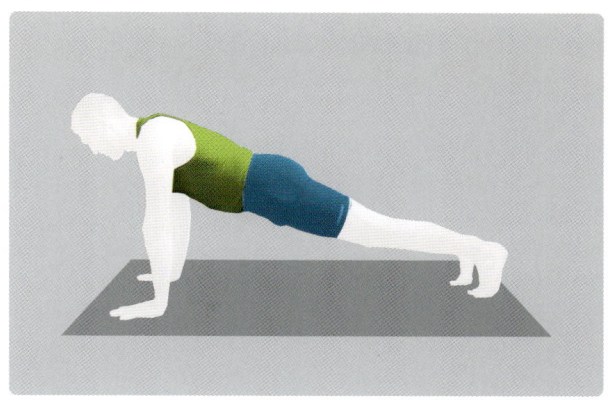

Der 10-Punkte-Plan

Starten Sie nun mit unserem 10-Punkte-Plan!

1. Blättern Sie das Buch komplett durch und verschaffen Sie sich so einen ersten Überblick!

2. Legen Sie einen definitiven Starttermin für Ihr Training fest!

3. Suchen Sie sich einen optimalen Trainingsplatz!

4. Legen Sie für die nächste Woche Trainingszeiten fest und notieren Sie diese, am besten mit Erinnerungsfunktion!

5. Machen Sie sich Gedanken über ein Belohnungssystem! Was würde Sie motivieren? Wie können Sie sich für ein erfolgreiches Training belohnen?

6. Bei den ersten Trainingsterminen schauen Sie sich bitte zuerst in aller Ruhe die Abbildungen an, um eine erste Vorstellung von der Übung zu bekommen.

7. Lesen Sie die Übungsbeschreibung langsam und konzentriert durch!

8. Schauen Sie nun die Übungen ein zweites Mal intensiv an!

9. Probieren Sie die Übung ein- bis zweimal aus!

10. Ist Ihnen die Übung klar, können Sie mit Ihrem Training beginnen – wenn nicht, wiederholen Sie die Punkte 6–10!

Warm-up
Mobilisationsübungen

Zu Beginn jeder Trainingseinheit sollten Sie Ihren Körper mit speziellen Übungen auf die kommenden Belastungen vorbereiten. Mobilisationsübungen sind hierfür besonders gut geeignet, weil sie ohne große Anstrengung durchgeführt werden können und den Bewegungsspielraum

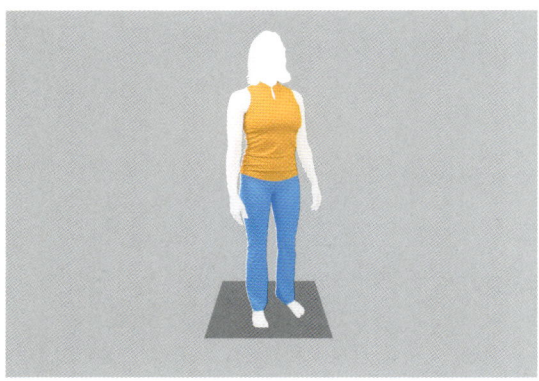

Schulterkreisen

> Sie stehen im aufrechten Stand, die Füße sind hüftbreit aufgestellt, die Wirbelsäule ist lang.
> Kreisen Sie Ihre Schultern 5- bis 10-mal langsam rückwärts.
> Beim Einatmen gehen die Schultern nach vorne oben, beim Ausatmen nach hinten unten.
> Halten Sie die Bewegung rund und flüssig.

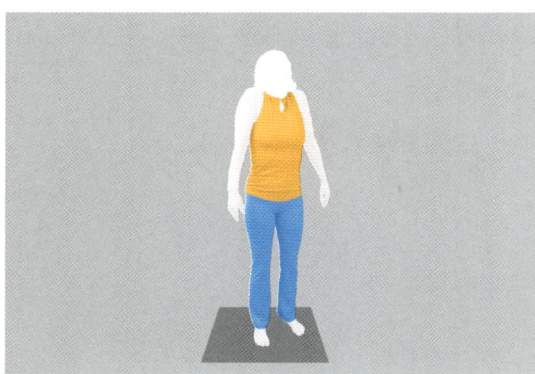

Schulterheben

> Sie stehen im aufrechten Stand, die Füße sind hüftbreit aufgestellt, die Wirbelsäule ist lang.
> Heben Sie Ihre Schultern beim Einatmen nach oben, bis zu den Ohren, bei der nächsten Ausatmung ziehen Sie die Schultern langsam und aktiv nach unten.

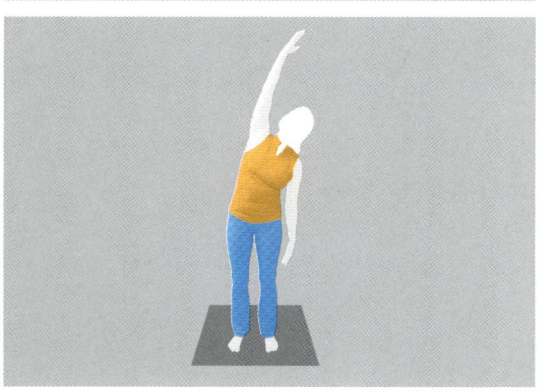

Seitbeugen

> Sie stehen im aufrechten Stand, die Füße sind hüftbreit aufgestellt, die Wirbelsäule ist lang.
> Beim Einatmen führen Sie den rechten Arm über die Seite lang nach oben und neigen sich leicht nach links.
> Der Blick geht zur rechten Hand.
> Beim Ausatmen senken Sie Ihren Arm wieder und wechseln zur linken Seite.

Mobilisationsübungen

der Gelenke und Muskeln bei der Übungsausführung allmählich erweitern. Die folgenden Übungen finden ihre Anwendung in den Trainingsplänen ab Seite 94 und eignen sich natürlich auch zur Erwärmung bei einem selbst gestalteten Training bzw. beim Sporttreiben.

Rotation im Oberkörper

> Sie stehen im aufrechten Stand, die Füße sind hüftbreit aufgestellt, die Wirbelsäule ist lang. Die Arme sind auf Schulterhöhe vor dem Körper.
> Mit der Einatmung spannen Sie mit dem linken Arm einen Bogen und leiten damit eine sanfte Rotationsbewegung der Wirbelsäule zur linken Seite ein.
> Mit dem Ausatmen lösen Sie den Bogen; Arm und Oberkörper kommen zurück in die Ausgangsstellung.
> Mit der Einatmung wechseln Sie die Richtung und drehen sich nach rechts.
> Die Knie bleiben leicht gebeugt und zeigen immer nach vorne.

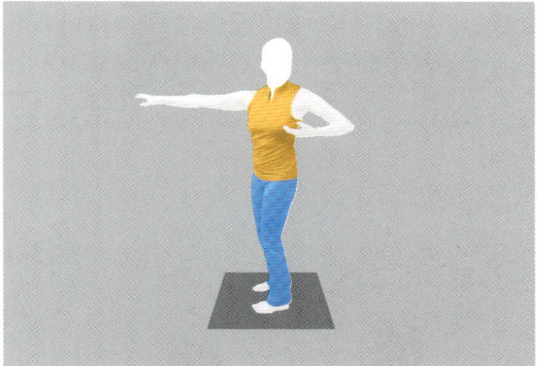

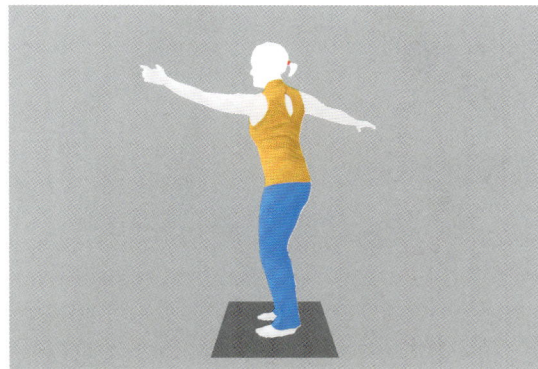

Armschwingen diagonal

> Sie stehen im aufrechten Stand, die Füße sind hüftbreit aufgestellt, die Wirbelsäule ist lang. Die Arme hängen lang neben dem Körper.
> Schwingen Sie beim Einatmen einen Arm nach vorn, den anderen Arm nach hinten und wechseln Sie die Arme beim Ausatmen unten zur anderen Seite.
> Die Wirbelsäule dreht sich mit dem Armschwingen sanft von einer Seite zur anderen.
> Die Knie bleiben weich und locker.

Achten Sie während der Übung auf eine gleichmäßige Atmung!

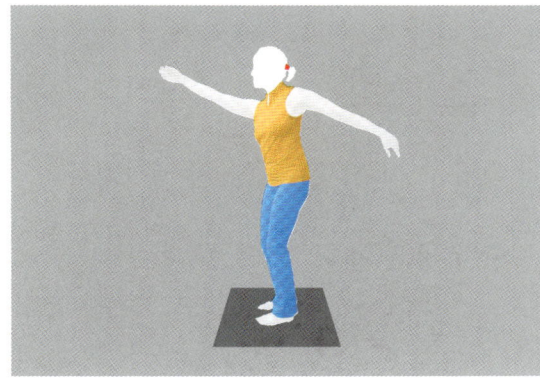

Katzenbuckel

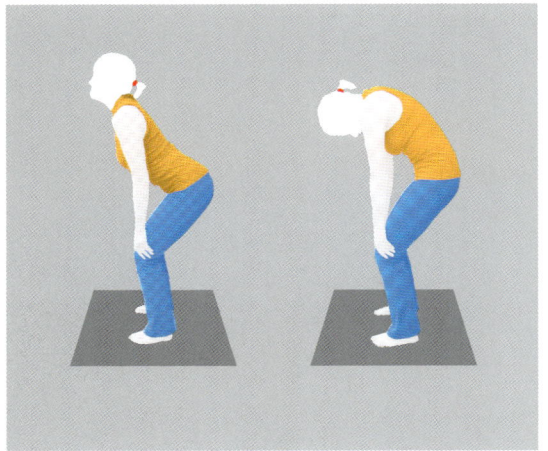

> Gehen Sie in eine leichte Kniebeuge. Die Hände sind auf den Oberschenkeln abgestützt, der Rücken gerade.
> Mit der Einatmung rollen Sie Ihre Schultern nach hinten und richten den Blick diagonal nach oben. Sie öffnen dabei Ihren Brustkorb, die Wirbelsäule wird leicht hohl.
> Mit der Ausatmung rollen Sie Ihren Kopf und die Schultern nach vorne Richtung Schambein und lassen Ihren Rücken rund werden.

Beinpendel seitlich

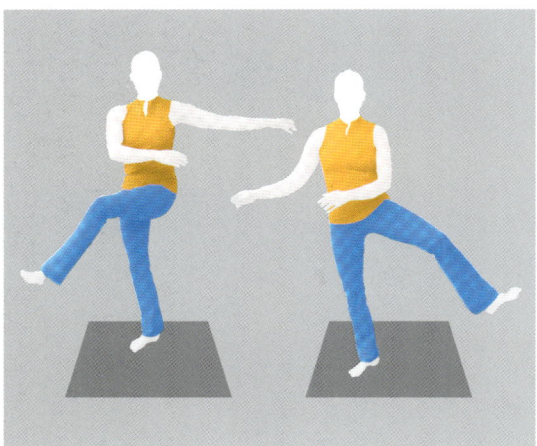

> Atmen Sie im stabilen Einbeinstand ein und schwingen Sie mit der Ausatmung das unbelastete Bein zur Seite.
> Mit der Einatmung schwingen Sie das Bein über die Körpermitte zurück.
> Die Arme schwingen gleichzeitig im Halbkreis vor dem Körper in die Gegenrichtung des Beines.

Achtung: Beginnen Sie vorsichtig und halten Sie Ihr Gleichgewicht.

Beinpendel vor & zurück

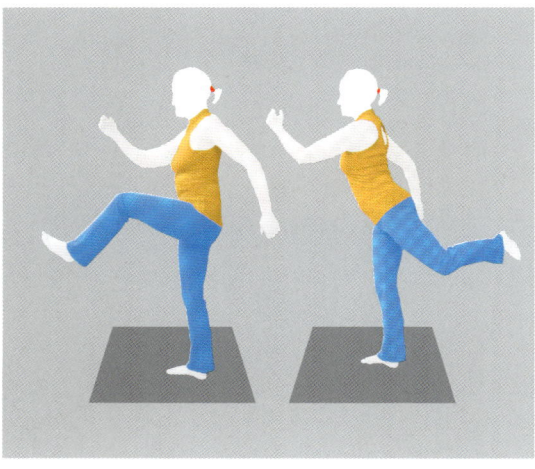

> Atmen Sie im stabilen Einbeinstand ein und schwingen Sie mit der Ausatmung das unbelastete Bein nach vorne.
> Mit der Einatmung schwingen Sie das Bein vorsichtig nach hinten.
> Die Arme schwingen ähnlich wie bei der Laufbewegung gegengleich mit, d. h. ist das linke Bein vorne, dann befindet sich der rechte Arm vorn.

Achtung: Beginnen Sie vorsichtig und halten Sie Ihr Gleichgewicht.

Cool-down
Dehnungsübungen

Zum Abschluss einer jeden Trainingseinheit sollten Sie sich immer genügend Zeit nehmen, um Körper und Geist mit ruhigen, entspannenden Übungen zu belohnen. Probieren Sie die Übungen aus! Wenn Ihnen eine oder mehrere Übungen gut tun, können Sie diese auch außerhalb des Trainings im Tagesverlauf immer mal wieder einbauen.

Dehnung Hüfte

> Nehmen Sie die Bankstellung ein und setzen Sie den rechten Fuß nach vorn zwischen die Hände. Das vordere Knie befindet sich senkrecht über dem vorderen Fußgelenk. Die Fingerspitzen berühren den Boden, der Rücken ist gerade. Falls Sie mit den Fingern nicht zum Boden kommen, legen Sie etwas (z. B. Kissen oder Bücher) unter Ihre Hände.
> Lassen Sie nun ganz bewusst Ihr Becken in Richtung Boden sinken und ziehen Sie gleichzeitig die rechte Hüfte leicht nach hinten.
> Das hintere lange Bein strebt nach hinten, vom Körper weg.

Wiederholen Sie die Übung auf der anderen Seite!

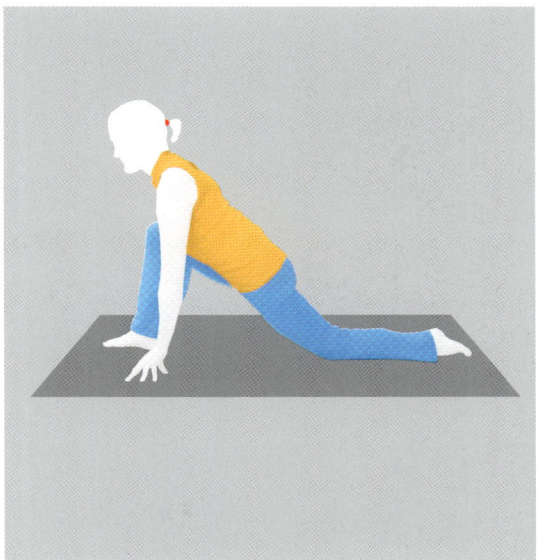

Rutschhalte

> Aus der Bankstellung rutschen Sie mit Ihren Händen so weit nach vorne, bis eine Linie (eine »Rutsche«) von Ihrem Becken, über den Rücken, den Kopf, die Arme bis zu den Händen entsteht.
> Ober- und Unterschenkel bilden einen 90° Winkel, die Stirn ruht am Boden.
> Lassen Sie nun die Schultern ganz bewusst zum Boden sinken.
> Die Dehnposition bei gleichmäßiger Atmung zirka 30 Sekunden halten.

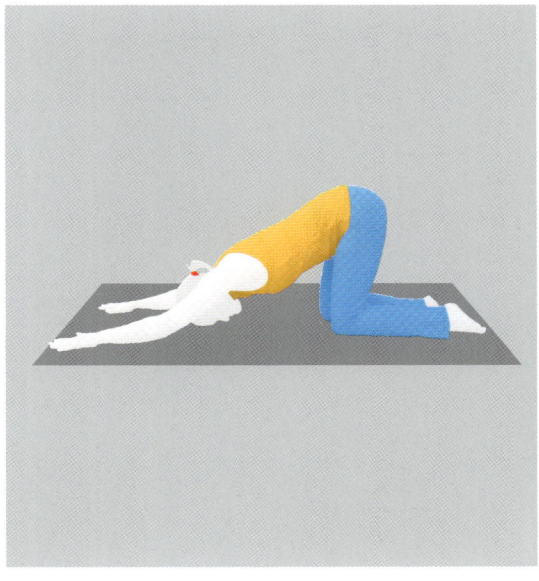

Cool-down
Dehnungsübungen

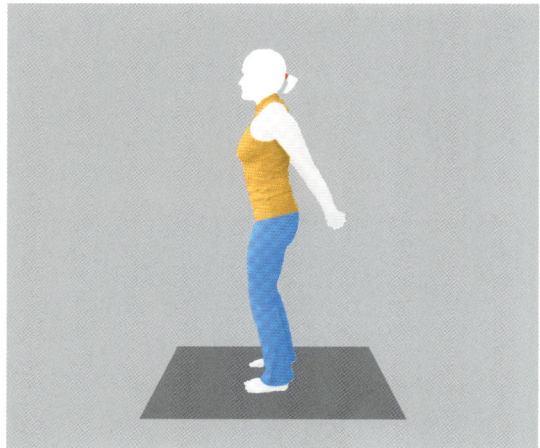

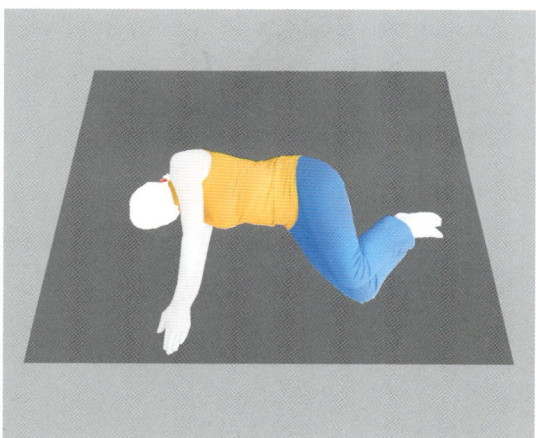

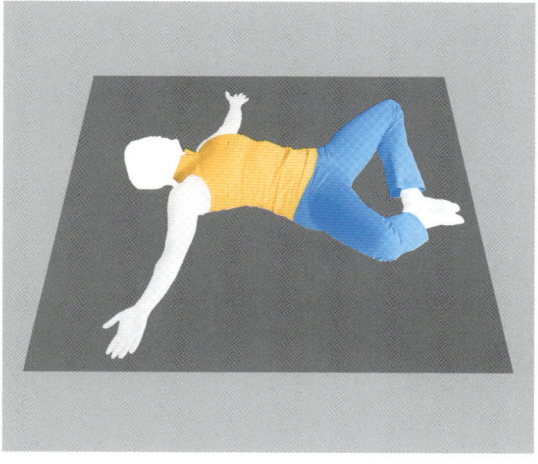

Dehnung Brust/Schulter

> Im aufrechten, hüftbreiten Stand fassen Sie Ihre Hände mit langen Armen hinter dem Körper.
> Dann heben Sie die gestreckten Arme sanft nach oben und streben mit den Händen vom Körper weg, nach hinten.
> Die Wirbelsäule bleibt aufrecht, der Blick nach vorn gerichtet.
> Die Dehnposition bei gleichmäßiger Atmung zirka 30 Sekunden halten.

Schmetterling

> Sie liegen mit ausgestreckten Beinen auf dem Rücken und lenken all Ihre Gedanken in Ihr Becken bzw. in Ihre Lendenwirbelsäule.
> Die Beine nacheinander aufstellen. Die Arme in Schulterhöhe zur Seite ausbreiten und die Beine sanft zur rechten Seite sinken lassen.
> Dann beginnen Sie, das linke Bein über oben zur linken Seite zu führen. Dann folgt auch das rechte Bein und beide Beine liegen auf der linken Seite.
> Stellen Sie sich vor, Ihre Beine öffnen und schließen sich wie die Flügel eines Schmetterlings! Lassen Sie den »Schmetterling« einige Minuten von rechts nach links »fliegen« und beenden Sie die Übung wieder in der Rückenlage mit ausgestreckten Beinen.
> Wie fühlt sich nun der Rücken bzw. das Becken an?

Tipp: Bei Rückenverspannungen einfach hinlegen und 2–3 Minuten den Schmetterling durchführen!

Dehnungsübungen

Rückenschaukel

> Sie liegen auf dem Rücken und ziehen beide Beine nacheinander zum Brustkorb.
> Umfassen Sie Ihre Knie mit beiden Händen und schaukeln Sie für 1–2 Minuten ganz sanft und langsam von rechts nach links.
> Wenn es Ihnen gut tut, können Sie danach mit dem Rücken auf dem Boden bzw. der Matte kreisen.
> Kreisen Sie nach einigen Minuten auch in die andere Richtung.

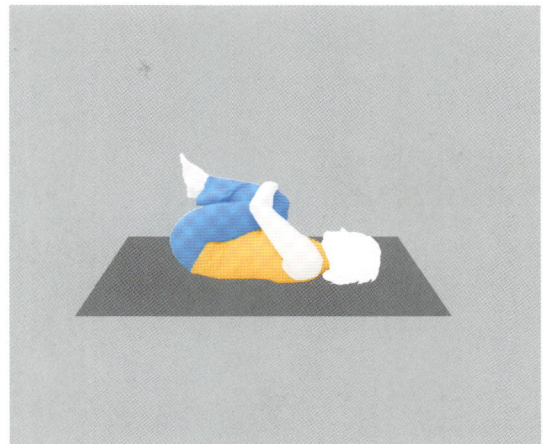

Mond – Flankendehnung

> In der Rückenlage bewegen Sie dann zuerst Ihren Oberkörper, anschließend die Beine entlang des Bodens in eine Halbmondstellung.
> Der Körper liegt flach am Boden, Sie atmen tief in Bauch und Brustkorb.
> Die Dehnposition bei gleichmäßiger Atmung zirka 30 Sekunden halten.

Wiederholen Sie die Übung auf der anderen Seite!

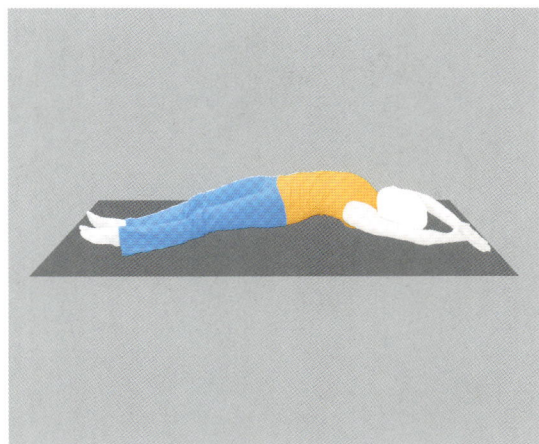

Totenstellung

> Die Beine sind leicht geöffnet, die Füße fallen nach außen, die Arme liegen mit den Handflächen nach oben lang neben dem Körper.
> Die Augen sind geschlossen.
> In dieser Position werden alle Gedanken nach innen gelenkt. Nehmen Sie Ihren Körper ganz bewusst wahr, erspüren Sie Ihren Atem und genießen Sie für einige Minuten die Ruhe und die Entspannung!

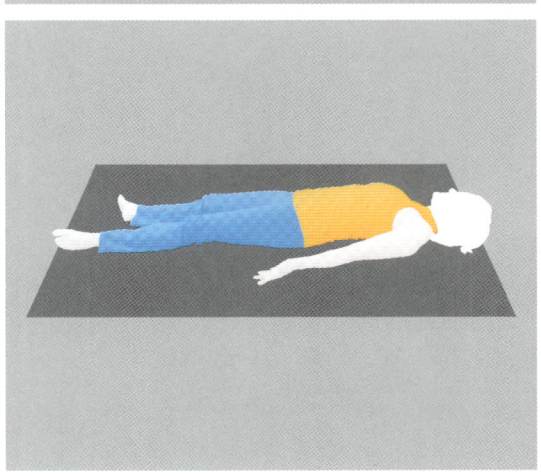

Schultern & Arme
Seitheben

Mit dem Seitheben trainieren Sie die Schultermuskeln (Deltamuskeln), die bei so gut wie jeder Bewegung im Schultergelenk beteiligt sind. Diese sitzen wie natürliche Polster auf den Schultern und helfen auf diese Weise das Gelenk zu sichern. Beim Heben der Arme beanspruchen Sie außer-

Level I

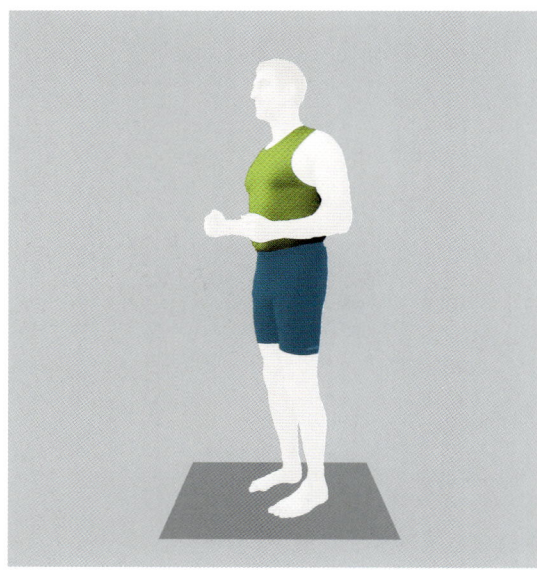

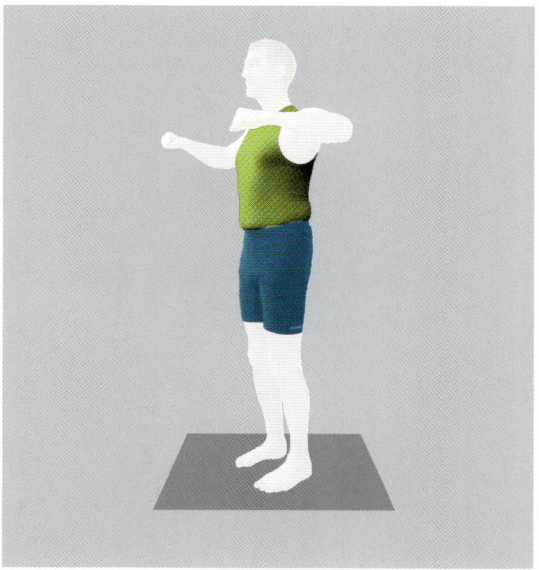

Ausgangsposition

> Gehen Sie in den aufrechten Stand: die Füße sind hüftbreit geöffnet, die Knie leicht gebeugt.
> Verteilen Sie ganz bewusst das Körpergewicht über beide Fußsohlen. Richten Sie die Wirbelsäule auf und streben Sie dabei mit Ihrem Scheitel nach oben in Richtung Himmel.
> Der Blick ist nach vorn gerichtet.
> Die Arme sind neben dem Körper, die Ellenbogen im 90°-Winkel gebeugt
> Atmen Sie in dieser Position ein.

Endposition

> Mit der Ausatmung wird der Bauch flach, und Sie heben die Ellenbogen bis knapp unter Schulterhöhe. Die Unterarme bleiben parallel zum Boden.
> Den Kopf lang nach oben schieben, die Schultern ziehen nach unten zum Gesäß.
> Mit der nächsten Einatmung senken Sie die Ellenbogen wieder in die Ausgangsstellung.

Achtung: Halten Sie während der gesamten Übung eine leichte Bauchspannung!

Die Handgelenke bleiben stabil.

Seitheben

dem die Nackenmuskeln. Wenn Sie diese Übung betont langsam und mit einer weichen, fließenden Atmung ausführen, lassen sich eventuell sogar Verspannungen in Schulter und Nacken lösen. Probieren Sie es selbst aus!

Level II

Ausgangsposition

> In den Händen halten Sie passende Gewichte (Kurzhanteln oder Wasserflaschen). Dabei zeigen die Handrücken nach oben.
> Gehen Sie in den aufrechten Stand: die Füße sind hüftbreit auseinander, die Knie leicht gebeugt.
> Verteilen Sie ganz bewusst das Körpergewicht über beide Fußsohlen. Richten Sie die Wirbelsäule auf und streben Sie dabei mit Ihrem Scheitel nach oben in Richtung Himmel.
> Der Blick ist nach vorn gerichtet.
> Die Arme sind neben dem Körper, die Ellenbogen im 90°-Winkel gebeugt.
> Atmen Sie in dieser Position ein.

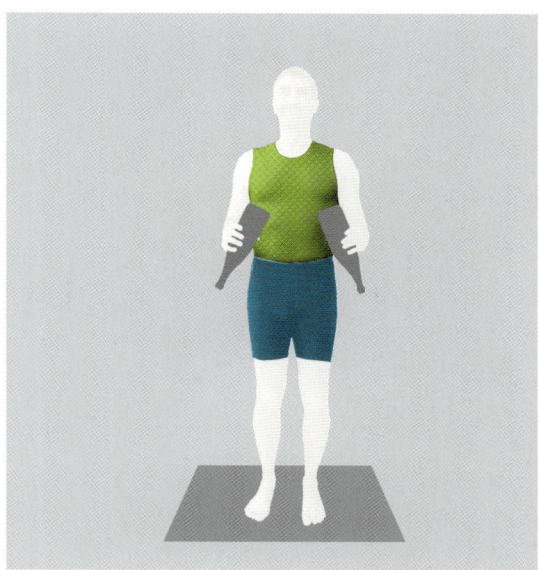

Endposition

> Mit der Ausatmung wird der Bauch flach, und Sie heben die Ellenbogen bis knapp unter Schulterhöhe. Die Unterarme bleiben parallel zum Boden.
> Den Kopf lang nach oben schieben, die Schultern ziehen nach unten zum Gesäß.
> Mit der nächsten Einatmung senken Sie die Ellenbogen wieder in die Ausgangsstellung.

Achtung: Die Handgelenke bleiben während des Bewegungsablaufs stabil.

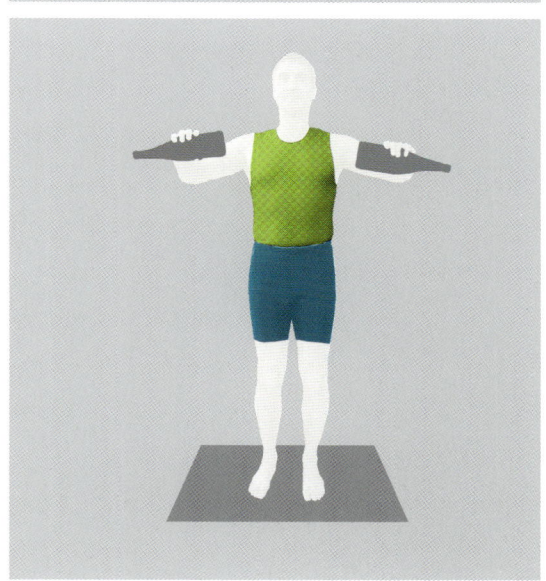

Schultern & Arme
Seitheben

Level III

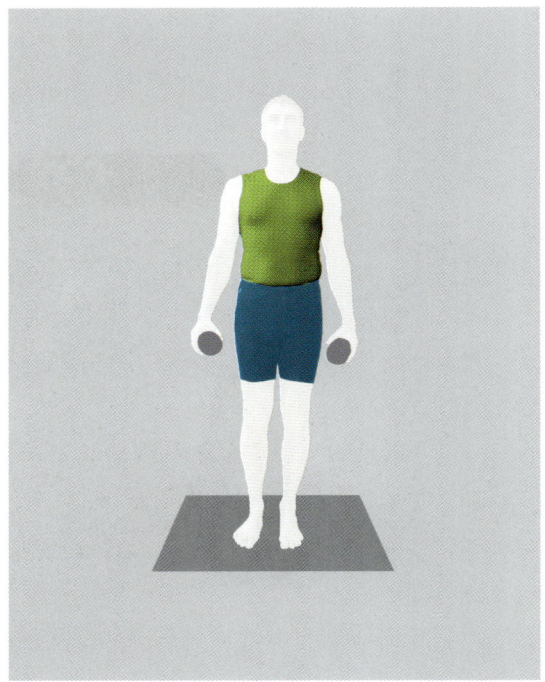

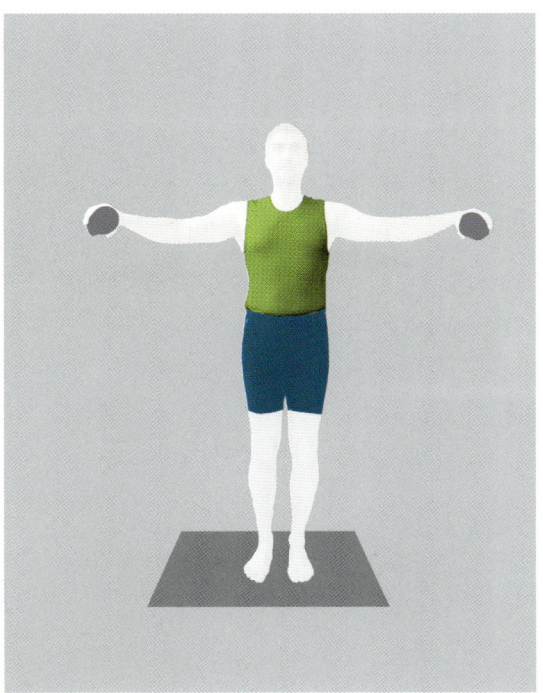

Ausgangsposition

> Nehmen Sie in jede Hand eine Kurzhantel oder Flasche und gehen Sie in den aufrechten Stand: Die Füße sind hüftbreit auseinander, die Knie leicht gebeugt.
> Verteilen Sie ganz bewusst das Körpergewicht über beide Fußsohlen. Richten Sie die Wirbelsäule auf und streben Sie dabei mit Ihrem Scheitel nach oben in Richtung Himmel.
> Der Blick ist nach vorn gerichtet.
> Die Arme sind leicht gebeugt neben dem Körper, wobei die Handinnenflächen zum Körper zeigen.
> Atmen Sie in dieser Position ein!

Endposition

> Mit der Ausatmung heben Sie die Arme bis knapp unter Schulterhöhe.
> Die Ellenbogen bleiben dabei immer in der gleichen gebeugten Gelenkstellung.
> Den Kopf lang nach oben schieben, die Schultern ziehen nach unten.
> Mit der nächsten Einatmung senken Sie die Arme wieder in die Ausgangsstellung.

Achtung: Die Handgelenke bleiben während des gesamten Bewegungsablaufs stabil.

Seitheben

Alternativen

Mit dem Thera-Band® lässt sich auch diese Übung erheblich steigern. Stellen Sie sich aufrecht auf Ihr Band. Achten Sie darauf, dass das Thera-Band® flach, also nicht verdreht unter den Fußsohlen liegt und greifen Sie das Band von außen, ohne es um die Hand zu wickeln. In der Ausgangsstellung sind die Arme lang neben dem Körper (siehe Ausgangsstellung Seite 18), das Thera-Band® unter Spannung gehalten. Heben Sie nun wie beim Seitheben/Level III die Arme seitlich nach oben, maximal bis zur Schulterhöhe (siehe Seite 18)!

Achtung: Während dem gesamten Übungsablauf muss das Thera-Band® unter Spannung gehalten werden.

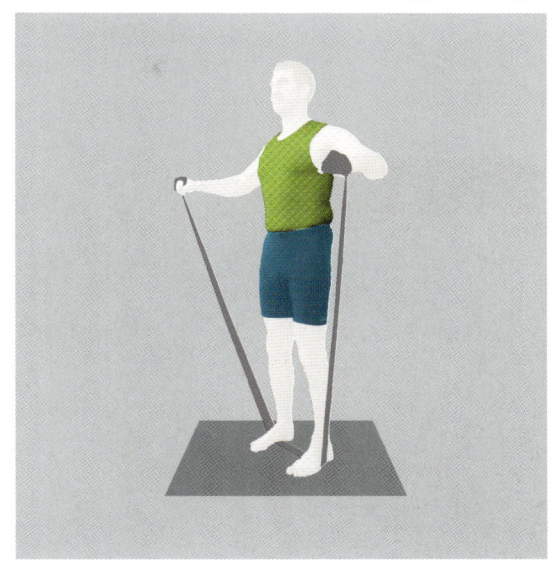

Uschis Coaching-Tipp

Gelegentlich ziehen die Schultern bei dieser Übung nach oben und verspannen dabei den Nacken. Das können Sie sehr leicht vermeiden. Schieben Sie Ihren Kopf mit dem Schädeldach lang nach oben hinaus und ziehen Sie gleichzeitig Ihre Schultern von den Ohren weg nach unten in Richtung Ihrer Hüfte. Das Brustbein halten Sie leicht angehoben. Denken Sie daran: Es kommt nicht darauf an, die Arme weit nach oben zu heben!

Schultern & Arme
Biceps Curl

Der Biceps Curl trainiert die Armbeugemuskulatur und ist eine Lieblingsübung vieler Fitness-Sportler. Wer wünscht sich nicht schön geformte Arme bis ins hohe Alter? Allerdings ist ein gut trainierter Bizeps und seine Hilfsmuskeln auch im Alltag hilfreich und wird bei vielen Bewegungen wie z. B. beim Heben und Tragen beansprucht. Zudem wirken beide

Level I

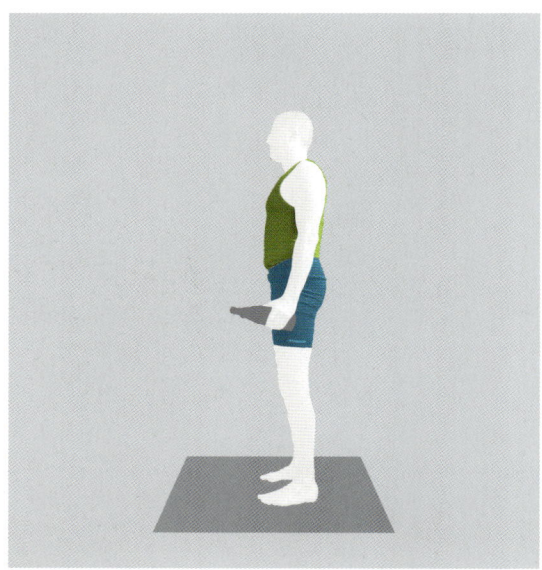

Ausgangsposition

> Nehmen Sie in jede Hand eine Kurzhantel/Flasche und gehen Sie in den aufrechten Stand. Die Füße sind hüftbreit auseinander, die Knie leicht gebeugt.
> Die Wirbelsäule ist aufrecht, der Blick nach vorn gerichtet.
> Die Arme sind leicht gebeugt neben dem Körper, wobei die Ellbogen die Taille berühren. Die Handinnenflächen zeigen nach oben.
> Atmen Sie in dieser Position ein.

Endposition

> Beim Ausatmen beugen Sie die Arme und führen die Hände bzw. die Hanteln/Flaschen zu den Schultern.
> Die Wirbelsäule bleibt aufrecht, der Oberkörper stabil und die Schultern ziehen aktiv nach hinten unten.
> Die Ellbogen bzw. Oberarme bleiben am Oberkörper.
> Mit der Einatmung führen Sie die Unterarme wieder zurück in die Ausgangsstellung.

Achtung: Die Handgelenke bleiben während des gesamten Bewegungsablaufs stabil.

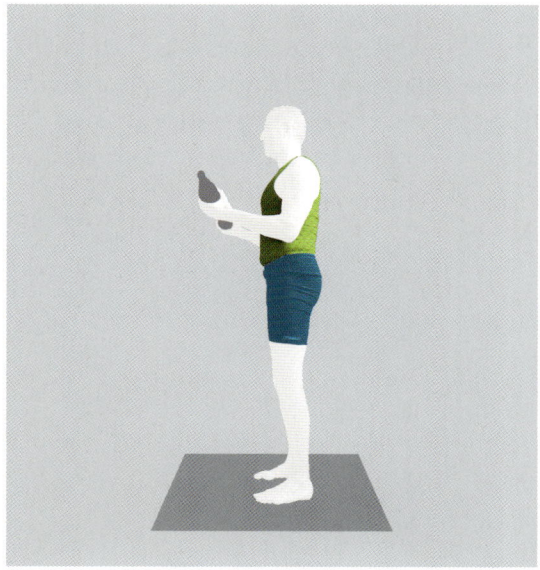

Biceps Curl

Bizepsköpfe/-anteile auch in der Schulter. Es kann also nicht schaden, die Armbeuger zu trainieren. Für diese Übung benötigen Sie zwei Gewichte. Vielleicht besitzen Sie schon ein Paar Kurzhanteln. Wenn nicht, füllen Sie einfach zwei 1- bis 1,5-Liter-Flaschen mit Wasser, das geht genauso gut.

Level II

Ausgangsposition

> Nehmen Sie in jede Hand eine Kurzhantel/Flasche und gehen Sie in den aufrechten Stand. Die Füße sind hüftbreit auseinander, die Knie leicht gebeugt.
> Die Wirbelsäule ist aufrecht, der Blick nach vorn gerichtet.
> Die Arme sind leicht gebeugt in der »Vorhalte« auf Schulterhöhe. Die Handinnenflächen zeigen nach oben.
> Atmen Sie in dieser Position ein.

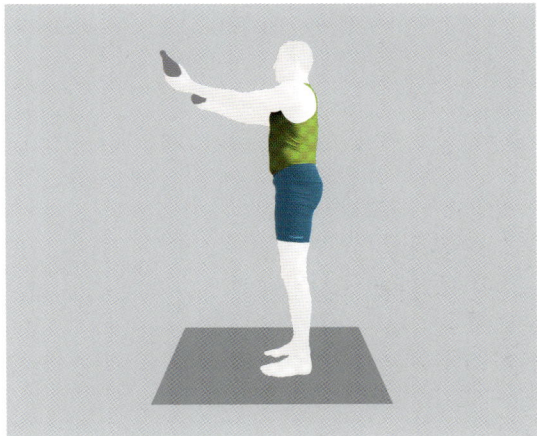

Endposition

> Beim Ausatmen beugen Sie die Arme und führen die Hände zu den Schultern.
> Die Oberarme bleiben parallel zum Boden, der Oberkörper stabil.
> Mit der Einatmung führen Sie die Unterarme wieder zurück in die Ausgangsstellung.

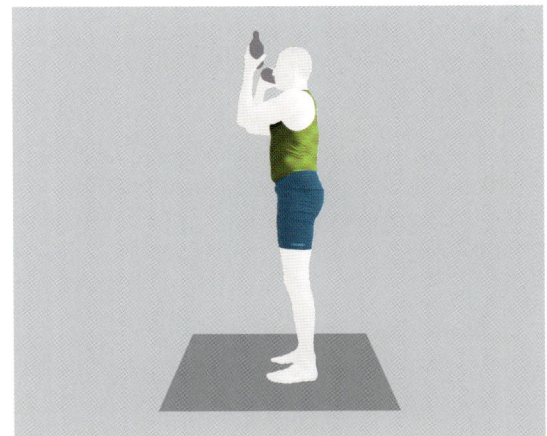

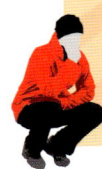

Uschis Coaching-Tipp

Um den Biceps Curl anstrengender und/oder anspruchsvoller gestalten zu können, erhöhen Sie bei der Grundübung einfach das Gewicht oder setzen Sie Kleingeräte, wie Kurzhanteln, Thera-Band®, oder TRX® ein. Im Outdoortraining können auch Äste, Holzbalken oder Steine als Gewicht genutzt werden.

Schultern & Arme
Trizeps

Der Trizeps wirkt als Armmuskel auf den Ellenbogen und zum Teil auch auf das Schultergelenk. Beide Gelenke schützt er und erledigt viele Aufgaben im Alltag. Seine Erscheinungsform beeinflusst die Optik des Oberarmes weit mehr als der Bizeps, weil der Trizeps anteilig ein größeres Volumen hat. Während Männer eher die Beteiligung des Trizeps an

Level I

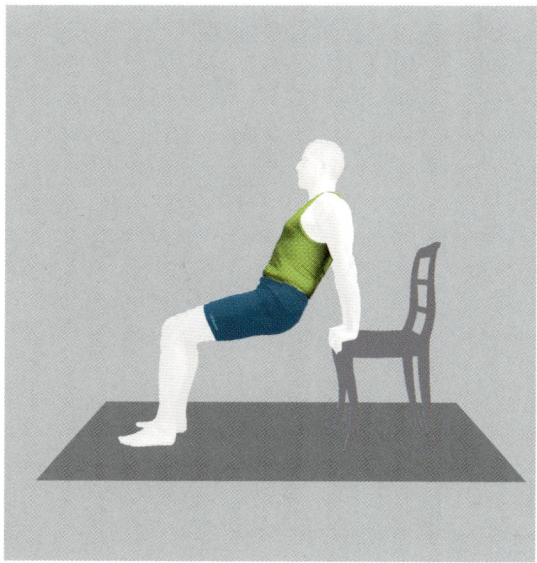

Ausgangsposition

> Sie sitzen auf einem Stuhl oder Sofa und stützen die Handflächen auf die Sitzfläche neben Ihren Hüften. Die Finger zeigen dabei nach vorn zum Körper.
> Stellen Sie die Füße ein bis zwei Fußlängen nach vorne.
> Rutschen Sie nun mit dem Gesäß nach vorne in die Luft, wobei Gesäß und Schultern etwas vor der Sitzfläche platziert sind.
> Schieben Sie die Schultern von den Ohren weg in Richtung Boden und gleichzeitig den Scheitel Richtung Himmel.
> Atmen Sie in dieser Position aus.

Endposition

> Beim Einatmen beugen Sie die Arme und lassen das Gesäß Richtung Boden sinken.
> Die Ellbogen zeigen nach hinten, die Oberarme sind parallel.
> Der Bauch bleibt flach und straff.
> Mit der Ausatmung strecken Sie die Ellenbogen wieder zurück in die Ausgangsstellung.

Bitte die Arme nur so weit beugen, dass Sie auch wieder nach oben kommen!

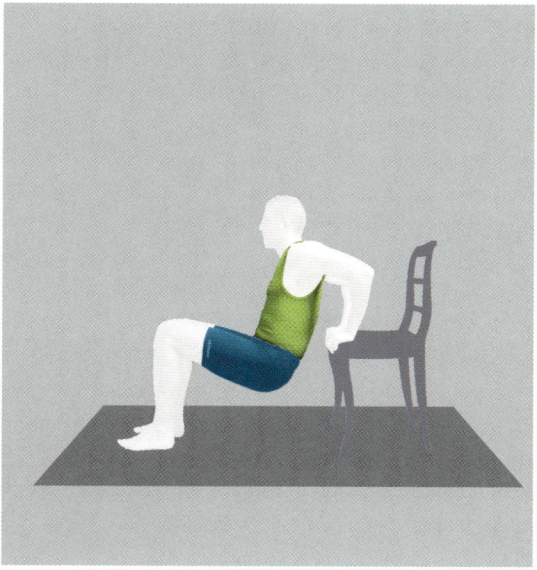

Trizeps

Schiebe- und Stoßbewegungen schätzen, äußern Frauen den Wunsch, die Rückseite des Armes zu trainieren, um diese Partie zu straffen. Auch für diese Übung benötigen Sie zwei Gewichte. Wenn Sie keine Kurzhanteln besitzen, füllen Sie einfach zwei 1- bis 1,5-Liter-Flaschen mit Wasser, damit trainiert es sich genauso gut.

Level II

Ausgangsposition

> Nehmen Sie ein Gewicht in die rechte Hand und stellen Sie sich aufrecht hin. Die Füße sind hüftbreit geöffnet, der linke Arm lang neben dem Körper.
> Heben Sie nun Ihren rechten Arm mit dem Gewicht gebeugt nach oben, so dass der Oberarm senkrecht neben dem Kopf platziert ist und der Ellbogen nach oben schaut.
> Die rechte Hand ist hinter dem Kopf, der rechte kleine Finger zeigt nach oben.
> Streben Sie mit dem Scheitel nach oben und mit den Schultern nach unten, halten Sie Ihren Bauch flach und lassen Sie Ihre Wirbelsäule lang werden.

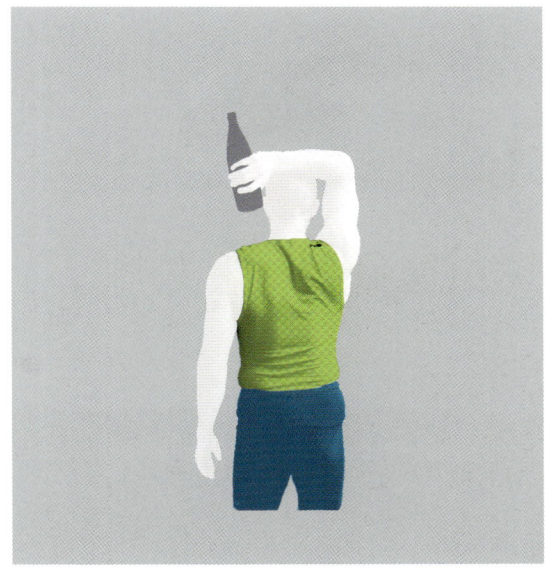

Endposition

> Beim Ausatmen strecken Sie den rechten Arm nach oben, wobei der Oberarm stabil und ruhig bleibt.
> Die Körperspannung halten.
> Mit der Einatmung beugen Sie den rechten Arm zurück in die Ausgangsstellung.

Wiederholen Sie die Übung auf der anderen Seite!

Tipp: Führen Sie diese Übung in regelmäßigen Abständen vor einem großen Spiegel durch. So können Sie Ihre Haltung wunderbar kontrollieren.

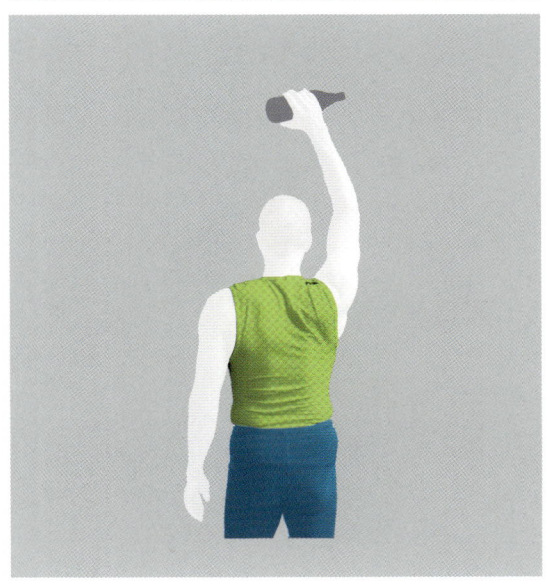

Schultern & Arme
Trizeps

Level III

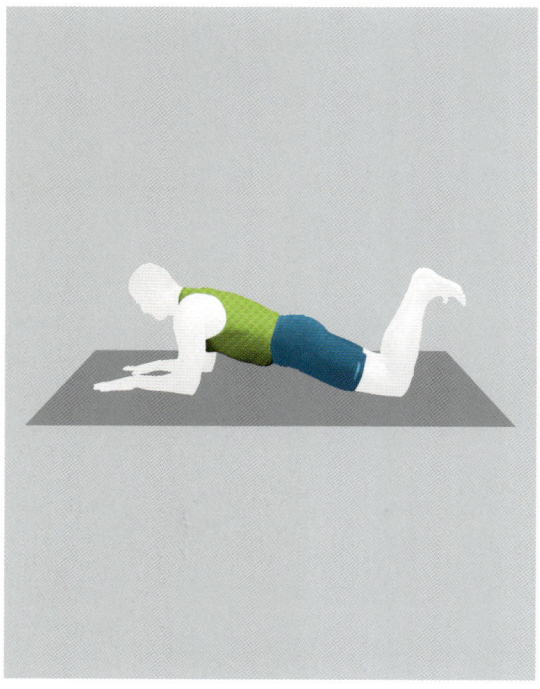

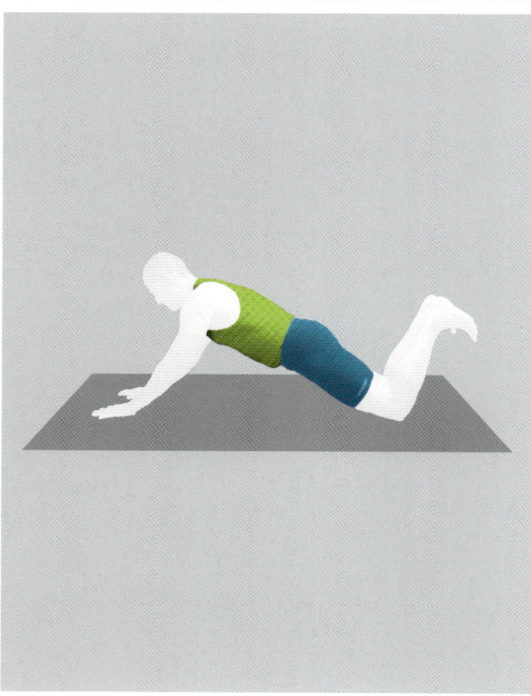

Ausgangsposition

> Im Unterarmstütz nehmen Sie die Knie so weit nach hinten, bis Ihre Hüfte gestreckt ist (Denken Sie an den »Tisch«, siehe Seite 66).
> Ziehen Sie Ihr Schambein zum Bauchnabel und spannen Sie Bauch und Gesäß fest an und ziehen Sie Ihre Beckenbodenmuskulatur gleichzeitig nach innen oben.
> Streben Sie nun mit dem Scheitel und den Fersen auseinander, lassen Sie die Wirbelsäule ganz lang werden.
> Atmen Sie in dieser Position ein.
> Stellen Sie sich bildlich vor, dass 2–3 volle Champagnergläser auf Ihrem »Tisch« stehen. Bei leichter Krümmung in Lenden- und/oder Brustwirbelsäule würden diese Gläser umfallen.

Endposition

> Mit der Ausatmung strecken Sie die Ellbogen, ohne die Arme komplett durchzustrecken, d. h. es bleibt immer eine leichte Beugung im Ellbogengelenk.
> Bauch, Rücken, Gesäß und Schultern bleiben fest angespannt.
> Mit der Einatmung beugen Sie die Ellenbogen sanft in den Unterarmstütz zurück.

Achtung: Strecken und beugen Sie immer beide Ellbogen gleichzeitig! Wenn es Ihnen schwer fällt, trainieren Sie einfach nochmals nach Level II.

Trizeps

Alternativen

Bei unserer ersten Alternative befestigen Sie die Mitte des Thera-Bandes® an einer Türklinke o. ä., greifen das Band mit gebeugten Armen von außen, d. h. die Handflächen zeigen zueinander. Mit der Ausatmung strecken Sie die Arme nach hinten. Für die zweite Alternative befestigen Sie ein TRX® in einer Zimmer- oder Balkontür. Beim Strecken und Beugen der Arme zeigen die Handinnenflächen nach vorn und die Oberarme bleiben bei der Bewegung stabil. Bei der »Outdoor-Alternative« bewegen Sie einen Ast o. ä. mit gestreckten Armen hoch und tief.

Achtung: Vor der eigentlichen Übungsausführung sollten Sie immer die Befestigung von Thera-Band® und TRX® sorgfältig kontrollieren.

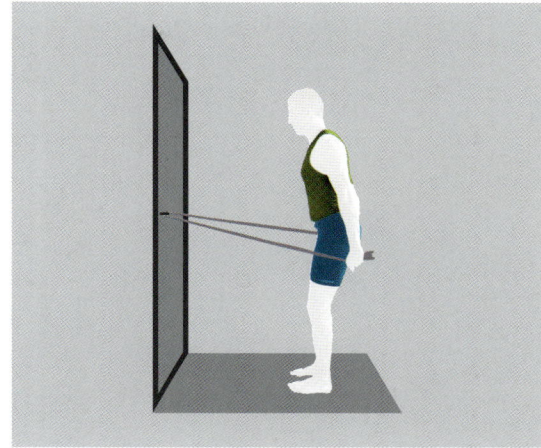

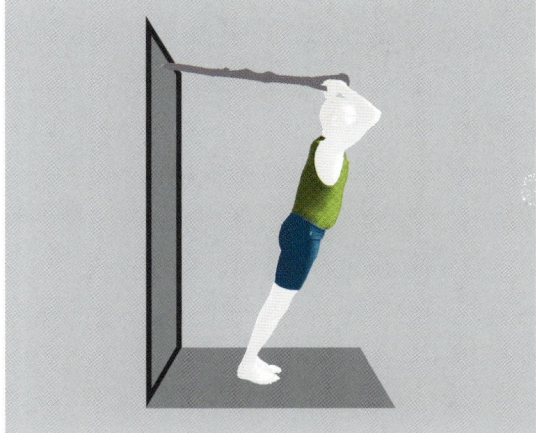

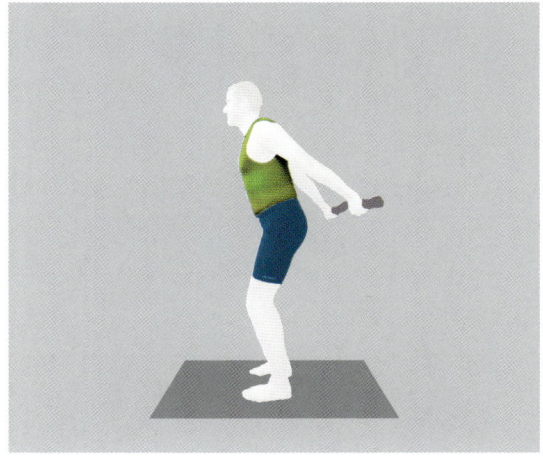

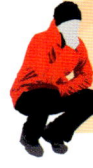

Uschis Coaching-Tipp

Achten Sie bei den Übungen durchgängig darauf, den Ellenbogen in der Streckbewegung noch leicht gebeugt zu lassen. Stoppen Sie die Streckbewegung also kurz vor der vollständigen Streckung, dem so genannten »Durchstrecken«! Ansonsten kann es zu Verletzungen oder Überlastungen im Ellbogengelenk kommen.

Oberkörper & Rücken
Schultern/oberer Rücken

Der moderne Mensch sitzt sehr viel. Dabei werden der obere Rücken und die Schulterpartie ungünstig beansprucht und bekommen gleichzeitig zu wenig Entwicklungsreize. Häufig ist die Haltung der Brustwirbelsäule

Level I

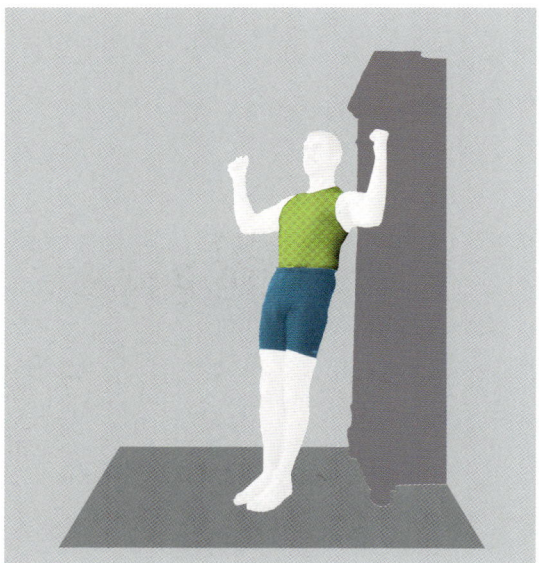

Ausgangsposition

> Sie stehen im aufrechten Stand in einer Zimmerecke oder in einem Türrahmen.
> Die Ellenbogen sind etwa auf Höhe des Brustbeines. Die Fäuste sind mit dem Daumen zur Wand/Türrahmen ausgerichtet.
> Stellen Sie die Füße 1,5 bis 2 Fußlängen nach vorne.
> Gesäß, Bauch und Rücken fest anspannen.
> Streben Sie in dieser Position mit dem Scheitel nach oben und schieben Sie die Schultern von den Ohren weg nach unten in Richtung Boden.
> Atmen Sie ein!

Endposition

> Beim Ausatmen drücken Sie die Arme nach hinten und schieben sich mit dem Schultergürtel nach vorne. Der Bauch bleibt flach und straff!
> Mit der Einatmung gehen Sie mit dem Körper wieder nach hinten zurück in die Ausgangsstellung!

Achtung: Bei der Bewegung soll der gesamte Körper stabil bleiben; stabil wie eine starke Holzplatte oder ein Holzbalken.

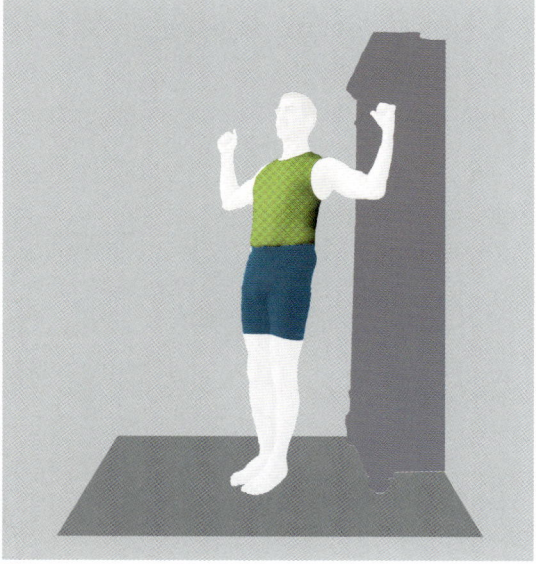

Schultern/oberer Rücken

eher rund und nach vorne gebeugt. Mit dem »Ypsilon« und seinen Varianten können Sie dem entgegenwirken, da bei dieser Übung die gesamte hintere Körpermuskulatur gekräftigt wird.

Level II

Ausgangsposition

> In der Bauchlage liegen die Ellenbogen knapp unterhalb der Schulter. Die Hände liegen auf Höhe des Kopfes, so dass die Arme eine U-Halte bilden.
> Halten Sie die Bauchdecke flach bzw. gespannt und ziehen Sie die Schultern nach unten, weg von den Ohren. Die Nase zeigt Richtung Boden. Die Handflächen zeigen zueinander, die Daumen nach oben.
> Atmen Sie in dieser Position ein.
> Machen Sie sich in dieser Position ganz lang. Der Scheitel strebt nach oben und die Beine bzw. Füße nach unten.

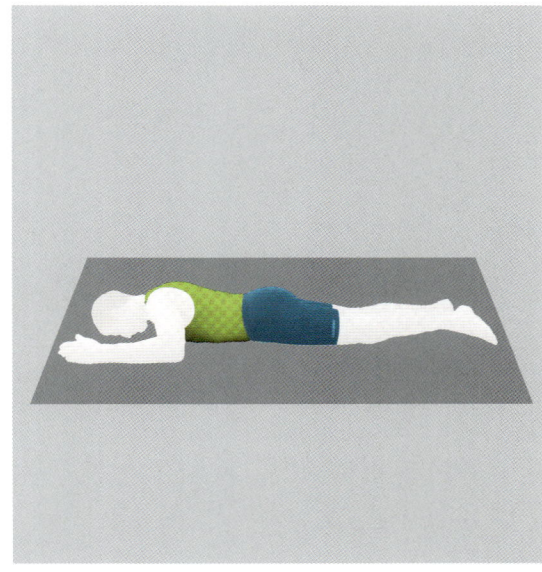

Endposition

> Beim Ausatmen heben Sie zuerst nur die Daumen/Hände Richtung Decke. Die Ellenbogen bleiben in leichtem Kontakt mit dem Boden. Das Brustbein hält den Kontakt mit der Unterlage.
> Halten Sie gleichzeitig mit den Füßen, den Beinen und auch dem Becken den Kontakt zum Boden.
> Mit der Einatmung nehmen Sie die Unterarme wieder nach unten.

Tipp: Wenn Sie sich bei der Übung wohl fühlen, können Sie auch den Kopf bzw. die Stirn leicht vom Boden abheben.

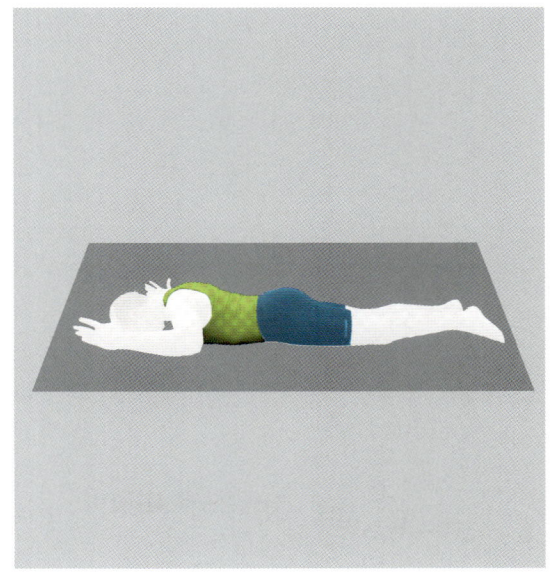

Oberkörper & Rücken
Schultern/oberer Rücken

Level III

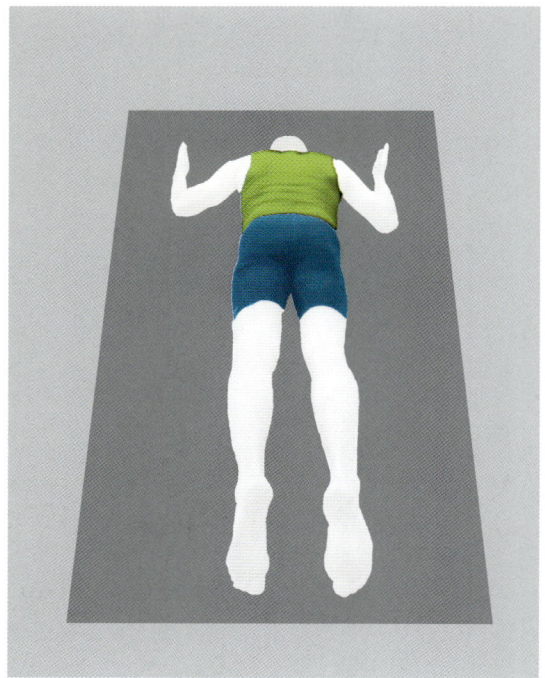

Ausgangsposition

> In der Bauchlage liegen die Ellenbogen knapp unterhalb der Schulter. Die Hände liegen auf Höhe des Kopfes, sodass die Arme eine U-Halte bilden. Die Handflächen zeigen zueinander, die Daumen nach oben.
> Halten Sie die Bauchdecke flach und fest und ziehen Sie die Schultern nach unten, weg von den Ohren. Die Nase zeigt Richtung Boden.
> Atmen Sie in dieser Position ein.

Endposition

> Mit der Ausatmung strecken Sie die Ellenbogen/Arme zur Seite.
> Bauch, Rücken, Gesäß und Schultern bleiben fest angespannt.
> Das Brustbein bleibt in Kontakt mit dem Boden.
> Die Schultern ziehen von den Ohren weg zur Hüfte.
> Halten Sie gleichzeitig mit den Füßen, den Beinen und auch dem Becken den Kontakt zum Boden.
> Mit der Einatmung beugen Sie die Ellbogen/Arme zurück in die Ausgangsstellung.

Tipp: Wenn Sie sich bei der Übung wohl fühlen, können Sie auch den Kopf bzw. die Stirn leicht vom Boden abheben.

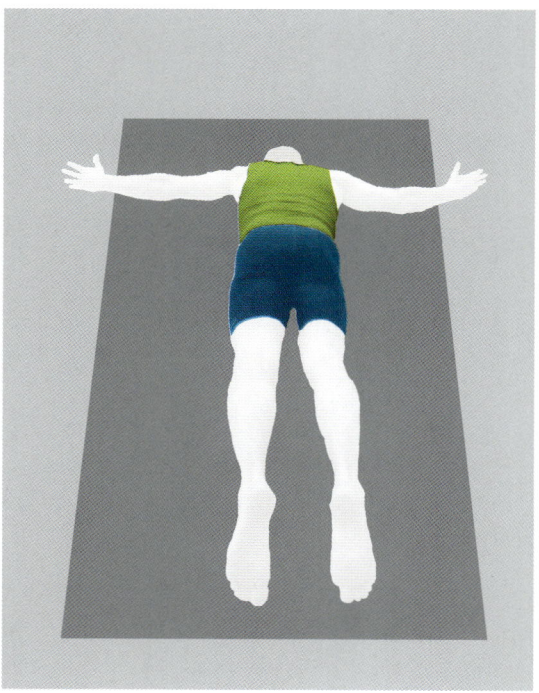

Schultern/oberer Rücken

Alternativen

Die Alternativen für das Training des Schultergürtels arbeiten wieder mit den bekannten Hilfsmitteln Thera-Band® und/oder TRX®. Der Vorteil liegt darin, dass sich mit diesen Kleingeräten größere Bewegungen ausführen lassen als mit den Übungen in der Bauchlage ohne Gerät. Dafür sind die Alternativen auch deutlich anspruchsvoller und ermüdender.

Für die erste Alternativübung befestigen Sie die Mitte des Thera-Bandes® an einer Türklinke. Im aufrechten Stand sind die Oberarme am Oberkörper, die Unterarme im 90°-Winkel parallel vor dem Körper. Die Handflächen zeigen mit gefasstem Thera-Band® zueinander. Mit der Ausatmung ziehen Sie aktiv Ihre Schulterblätter zusammen und heben die Arme in einer Außenrotation leicht an.

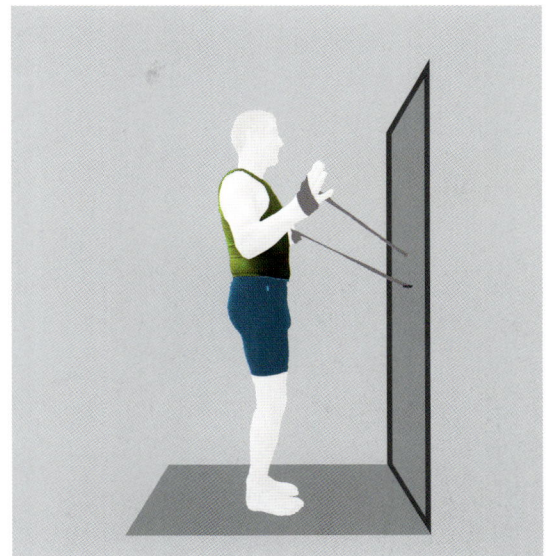

Bei der zweiten Alternative wird das TRX® an einer Zimmer- oder Balkontür befestigt und die Schulterblätter mit dem Ausatmen in der Ausgangsposition nach hinten unten, in Richtung Wirbelsäule bewegt.

Achtung: Vor der eigentlichen Übungsausführung sollten Sie immer die Befestigung von Thera-Band® und TRX® sorgfältig kontrollieren.

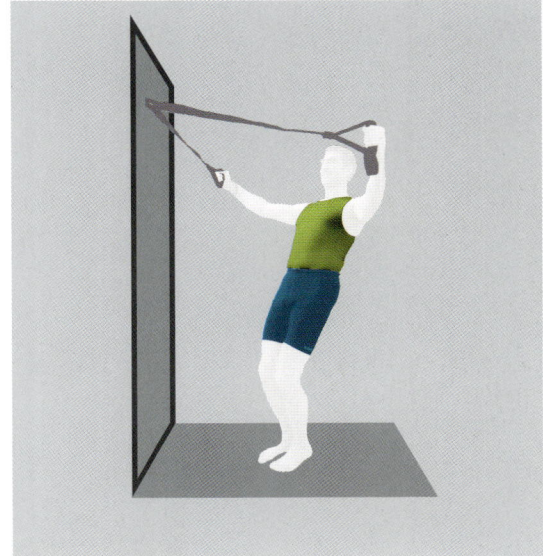

Uschis Coaching-Tipp
Versuchen Sie bei den Übungen in der Bauchlage, die Wirbelsäule eher auseinander zu ziehen als zu heben. Streben Sie mit dem Scheitel und den Beinen bzw. den Füßen auseinander, machen Sie die Wirbelsäule lang!

Oberkörper & Rücken
Oberkörperheben

Damit unsere Wirbelsäule aufrecht stehen kann, vor Belastung geschützt wird und keine größeren Beschwerden bzw. Schmerzen im Rücken auftreten, sollten Sie die Rückenmuskulatur regelmäßig trainieren. Mit der Übung Oberkörperheben werden die langen Rückenstrecker rechts und links von der Wirbelsäule gestärkt, aber auch die vielen

Level I

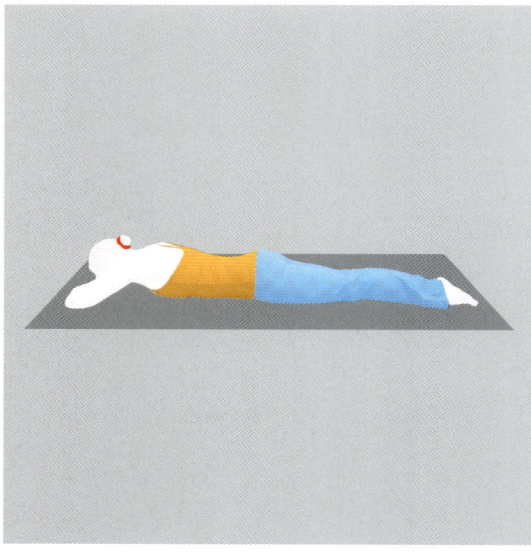

Ausgangsposition

> Legen Sie sich auf den Bauch. Die Innenschenkel der Beine berühren sich, die Hände liegen unter der Stirn (mit den Handinnenflächen zum Boden). Die gebeugten Arme sind flach am Boden.
> Machen Sie sich ganz lang in dieser Position. Der Scheitel strebt nach oben und die Beine bzw. Füße nach unten.
> Atmen Sie in dieser Position ein.

Achtung: Schultern weg von den Ohren!

Endposition

> Mit der Ausatmung lassen Sie den Bauch flach werden und heben den Oberkörper, die Hände und die gebeugten Arme einige wenige Zentimeter vom Boden ab.
> Ziehen Sie Ihren Kopf und Ihre Füße bewusst auseinander, so dass Ihre Wirbelsäule um ein, zwei Zentimeter länger wird.
> Die Bauchspannung halten und die Beine am Boden lassen.
> Beim Einatmen kommen Sie zurück in die Ausgangsstellung.

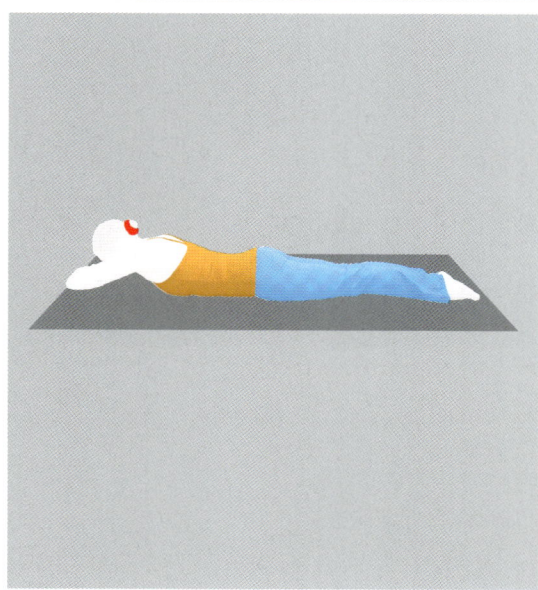

kleinen Muskeln, die zwischen den einzelnen Wirbelkörpern eng an der Wirbelsäule im Inneren unseres Körpers verlaufen. All diese Muskeln bilden ein wunderbares Netzwerk zur Stabilisation unserer Wirbelsäule – aber vergessen Sie nie, dass dieses System auch trainiert werden muss!

Level II

Ausgangsposition

> Legen Sie sich auf den Bauch. Die Innenschenkel der Beine berühren sich. Die Arme liegen neben dem Körper, Handrücken und Stirn zeigen zum Boden.
> Machen Sie sich ganz lang in dieser Position. Der Scheitel strebt nach oben und die Beine bzw. Füße nach unten.
> Atmen Sie in dieser Position ein.

Endposition

> Mit der Ausatmung lassen Sie den Bauch flach werden und heben Oberkörper, Kopf, Schultern und Arme einige wenige Zentimeter vom Boden ab.
> Die Arme werden während der Bewegung nach außen rotiert (die Handflächen zeigen zum Boden, die Daumen nach außen) und die Schultern sind nach unten gezogen.
> Bauchspannung halten, die Beine bleiben am Boden.
> Beim Einatmen drehen Sie die Arme zurück in die Ausgangsstellung, wobei der Kopf einige wenige Zentimeter über dem Boden bleibt.

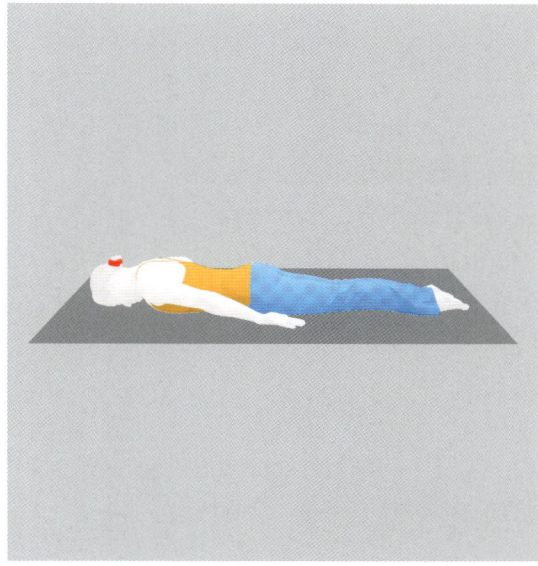

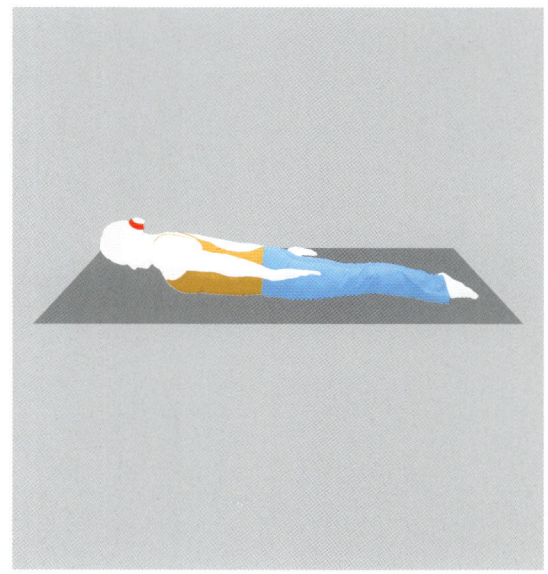

Oberkörper & Rücken
Oberkörperheben

Level III

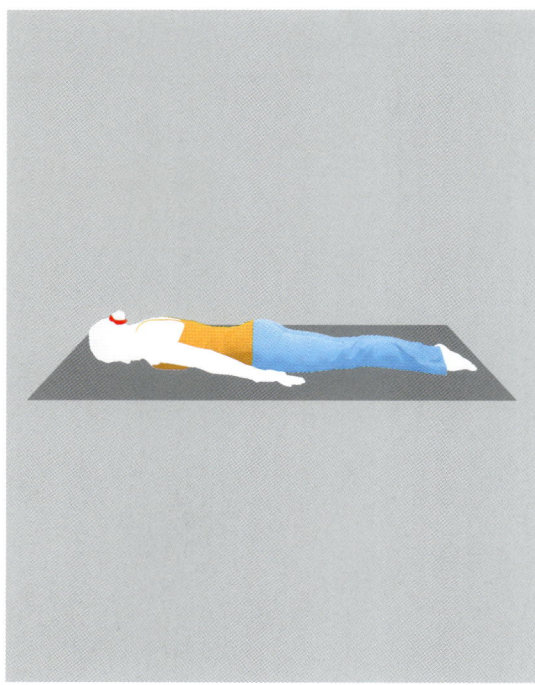

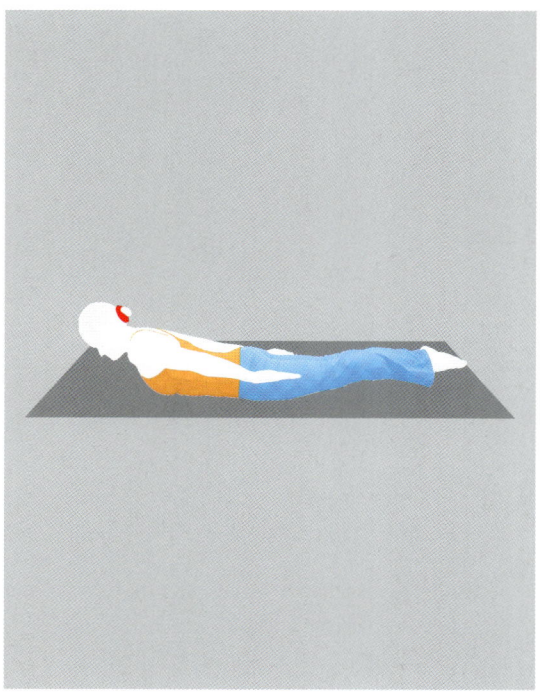

Ausgangsposition

> Legen Sie sich auf den Bauch. Die Innenschenkel der Beine berühren sich.
> Die Arme liegen neben dem Körper, Handrücken und Stirn zeigen zum Boden.
> Machen Sie sich ganz lang in dieser Position. Der Scheitel strebt nach oben und die Beine bzw. Füße nach unten.
> Atmen Sie in dieser Position ein.

Endposition

> Mit der Ausatmung lassen Sie den Bauch flach werden und heben Oberkörper, Kopf, Schultern, Arme und Beine einige wenige Zentimeter vom Boden ab.
> Die Arme werden während der Bewegung nach außen rotiert (die Handflächen zeigen zum Boden, die Daumen nach außen) und die Schultern werden weg von den Ohren in Richtung Gesäß gezogen.
> Bauchspannung halten, Arme und Beine sind auf gleicher Höhe.
> Beim Einatmen drehen Sie die Arme einwärts und kommen zurück in die Ausgangsstellung.
> Der Kopf bleibt einige wenige Zentimeter über dem Boden, der Bauch flach.

Oberkörperheben

Alternativen

Der Fitball (siehe Abbildung) als Auflagefläche für unseren Körper kann durch seine Instabilität die Übung Oberkörperheben anstrengender und intensiver gestalten.

Legen Sie sich mit dem Bauch auf den Ball. Stellen Sie die Füße sicher und hüftbreit auseinander nach hinten auf den Fußspitzen auf. Legen Sie die Hände an den Hinterkopf.

Heben und senken Sie Ihren Oberkörper nun langsam, gleichmäßig und sehr kontrolliert.

Eine weitere Alternative ist das Oberkörperheben am Boden mit gestreckten Armen. Hier wird die Belastung der Rückenmuskeln durch den verlängerten Hebel der Arme erhöht.

Führen Sie diese Variante bitte erst durch, wenn Sie das Oberkörperheben in Level I–III mit all seinen Wiederholungszahlen ohne Probleme durchführen können.

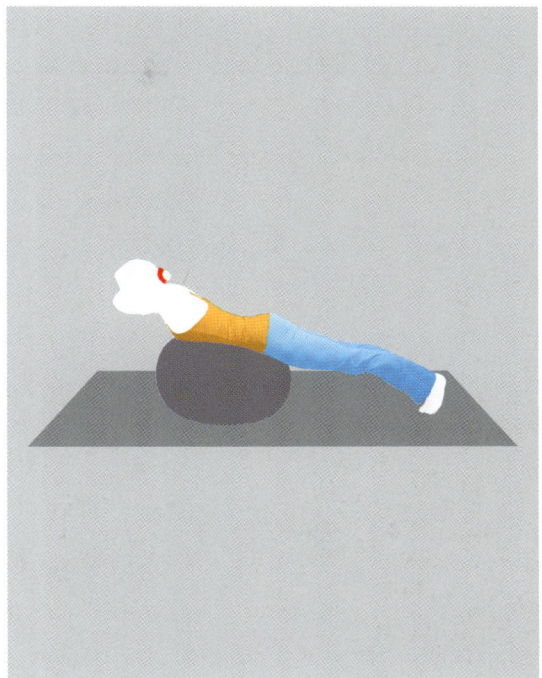

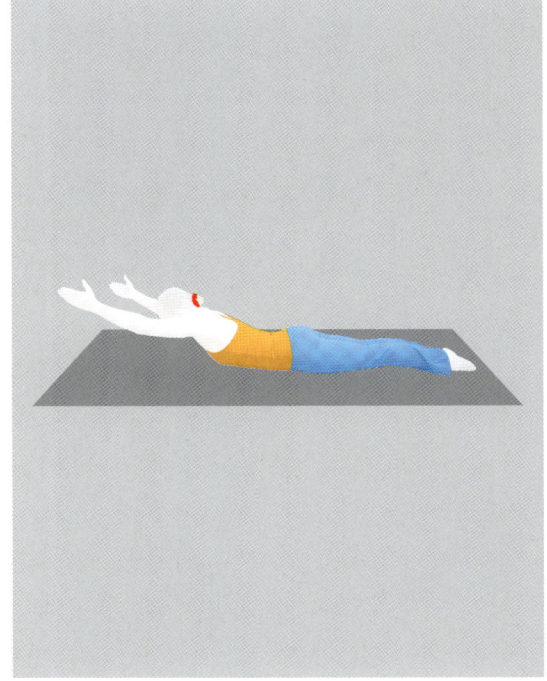

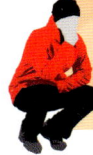

Uschis Coaching-Tipp

Wenn Sie das Oberkörperheben über einige Wochen regelmäßig ausführen, werden Sie schnell bemerken, dass sich Ihr Rücken gut anfühlt und sich Ihre Haltung verbessert. Achten Sie bei der Bewegung immer auf die Bauchspannung – ohne diese ist Ihre Wirbelsäule nicht geschützt! Führen Sie das Oberkörperheben langsam, bewusst und kontrolliert aus.

Oberkörper & Rücken
Diagonalheben

Diese Übung fehlt in keiner Funktionsgymnastik. Deshalb kann es sein, dass Sie sie schon kennengelernt haben. Sie stärkt einen Großteil der Rückenmuskulatur und den Schultergürtel sowie die Hüftstrecker. Weil

Level I

Ausgangsposition

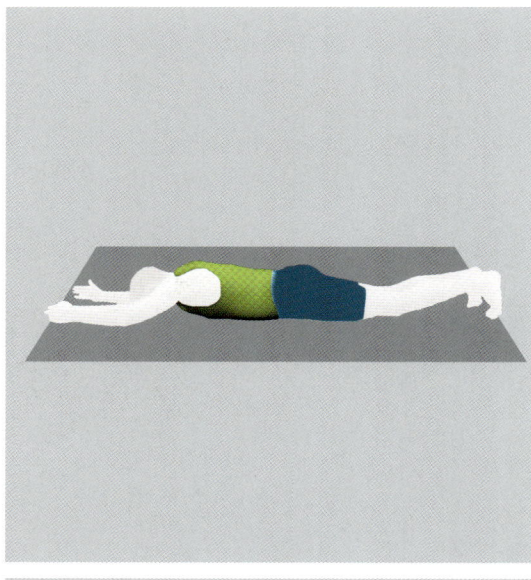

> Legen Sie sich auf den Bauch.
> Die Arme sind am Boden lang über dem Kopf ausgestreckt.
> Die Zehen sind auf den Boden gestellt.
> Bauen Sie nun von unten nach oben, von den Füßen bis zu den Händen Körperspannung auf. Schieben Sie die Fersen bzw. die Beine aus den Hüften heraus nach unten und die Hände bzw. Arme nach oben. Streben Sie mit den Fersen und den Händen auseinander.
> Atmen Sie in dieser Position ein.

Endposition

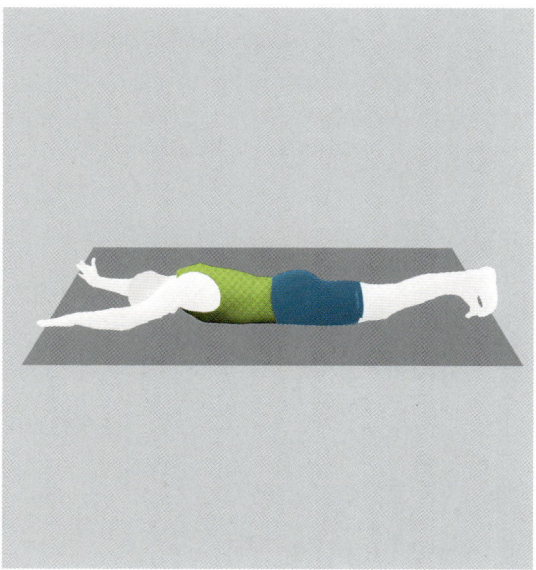

> Mit der Ausatmung wird Ihr Bauch flach, und Sie heben gleichzeitig den rechten Arm und das linke Bein einige Zentimeter vom Boden ab. Dabei streben Arm und Bein auseinander.
> Auch der Kopf wird leicht (einige Millimeter) angehoben, wobei die Nase flach am Boden bleibt. Die Schultern ziehen nach unten, weg von den Ohren.
> Mit der nächsten Einatmung senken Sie Bein und Arm und wechseln zur anderen Seite.

Diagonalheben

bei dieser Übung eine Rotationskraft entsteht, gegen die Sie sich mit Ihren Muskeln wehren müssen, trainieren Sie zudem die Stützmuskeln der Wirbelsäule gegen Rotation.

Level II

Ausgangsposition

> Gehen Sie in die Bankstellung: Die Hände befinden sich unter den Schultern, die Ellenbogen sind leicht gebeugt.
> Die Knie sind unter den Hüften, die Wirbelsäule gerade. Scheitel und Steißbein streben auseinander.
> Atmen Sie in dieser Position ein.

Achtung: Drücken Sie Ihre Handballen fest in den Boden, um die Handgelenke zu entlasten. Die Finger sind lang und gespreizt.

Endposition

> Mit der Ausatmung wird Ihr Bauch flach, und Sie heben gleichzeitig den rechten Arm nach vorne oben und das linke Bein nach hinten oben, bis Arm, Oberkörper und Bein eine Parallele zum Boden bilden. Dabei streben Arm und Bein auseinander.
> Halten Sie Ihren Bauchnabel bei der Bewegung stabil über einem imaginären Punkt am Boden.
> Mit der Einatmung senken Sie Arm und Bein zurück in die Ausgangsstellung und wechseln zur anderen Seite.

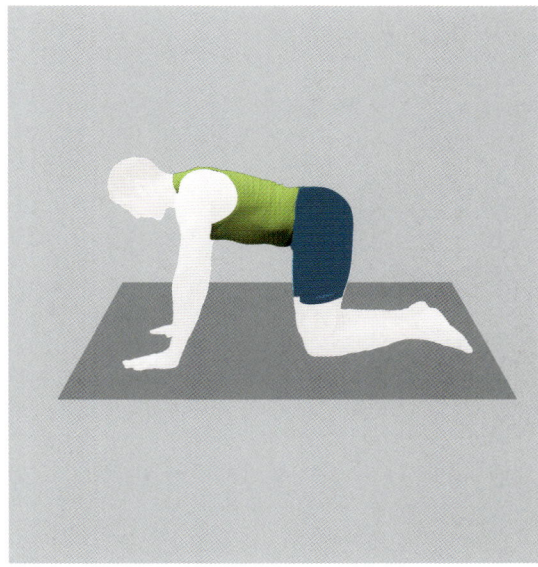

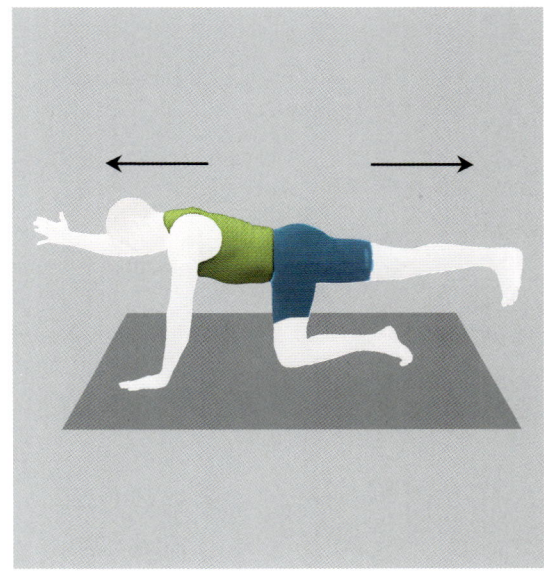

Oberkörper & Rücken
Diagonalheben

Level III

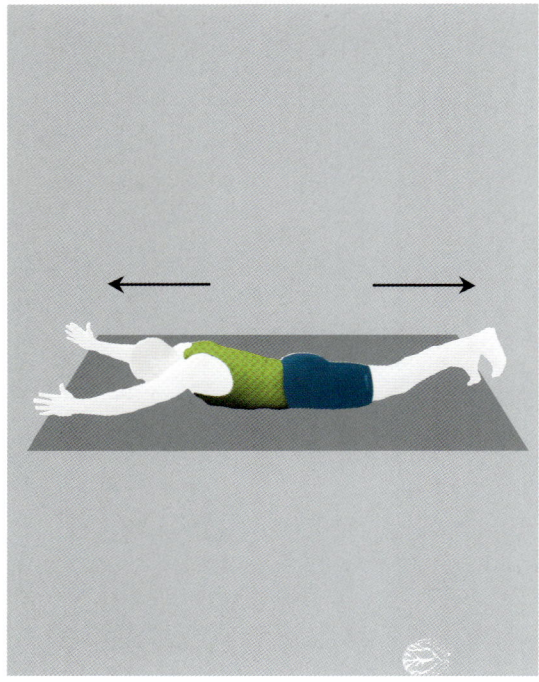

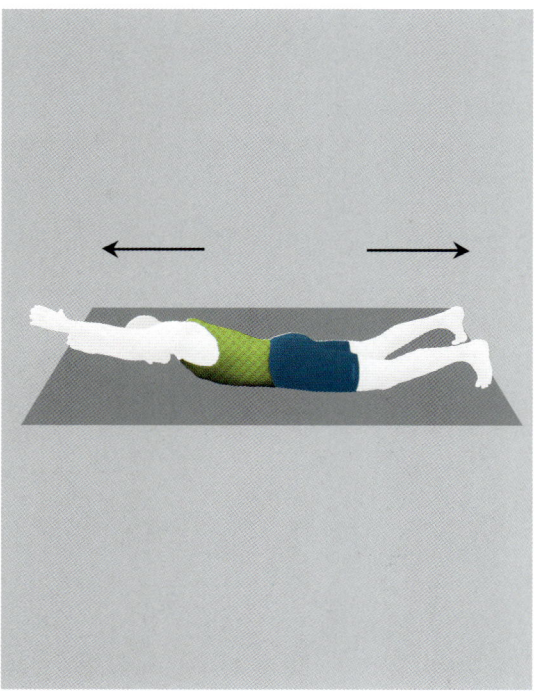

Ausgangsposition

> Legen Sie sich auf den Bauch und ziehen Sie aktiv Ihren Bauchnabel nach innen.
> Atmen Sie in dieser Pose ein.
> Mit der Ausatmung heben Sie beide Arme und Beine auf gleicher Höhe knapp über dem Boden. Arme und Beine streben dabei auseinander. Lassen Sie Ihren Körper lang werden!
> Auch der Kopf wird leicht (einige Millimeter) angehoben, wobei die Nase flach am Boden bleibt.

Endposition

> Paddeln Sie nun ähnlich wie beim Kraulschwimmen mit Armen und Beinen diagonal im Wechsel nach oben und nach unten, d. h. linker Arm und rechtes Bein bzw. rechter Arm und linkes Bein.
> Halten Sie während der Bewegung Ihren Kopf in Verlängerung der Wirbelsäule und schieben Sie dabei den Kopf aktiv aus den Schultern heraus. Lassen Sie Ihren Hals bzw. Ihren Nacken lang werden.
> Atmen Sie während der Bewegung flüssig weiter.

Diagonalheben

Alternativen

Sitzend auf einem Stuhl lässt sich das »Paddeln« aus Level III noch etwas steigern. Vor allem kann diese Übung auch am Schreibtisch oder immer mal zwischendurch zu Hause eingebaut werden.

Setzen Sie sich aufrecht auf die Vorderkante eines Stuhls. Die Füße sind hüftbreit geöffnet und mit den kompletten Fußsohlen aufgestellt. Zwischen Fuß und Schienbein bzw. Unterschenkel und Oberschenkel sollte ein 90°-Winkel entstehen. Lehnen Sie sich nun mit geradem Rücken und leicht gespanntem Bauch aus der Hüfte heraus diagonal nach vorne. Heben Sie beim Ausatmen die Arme lang über den Kopf und »paddeln« Sie mit den ausgestreckten Armen im Wechseln auf und ab.

Es gelten die gleichen Hinweise wie beim Diagonalheben/Level III.

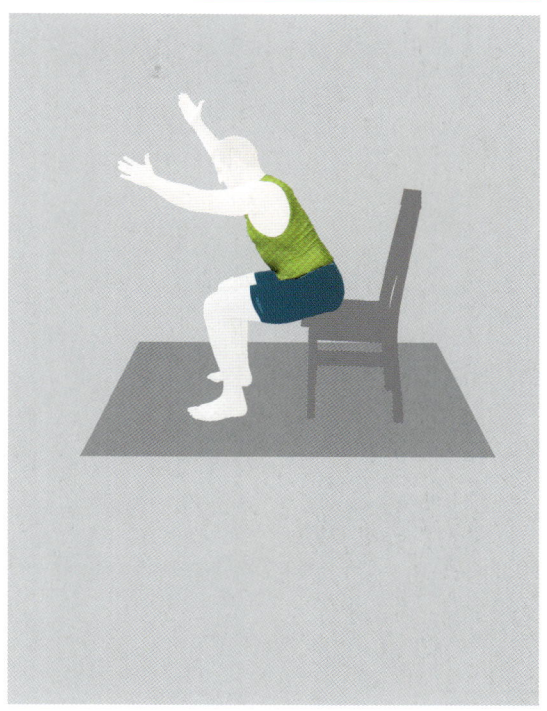

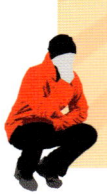

Uschis Coaching-Tipp

Versuchen Sie, bei dieser Bewegung Ihre Wirbelsäule besonders lang zu machen! Schieben Sie Ihren Kopf aus dem Körper hinaus als wären Sie eine Schildkröte, die ihren Kopf aus dem Panzer streckt, und streben Sie gleichzeitig mit Ihren Fersen bzw. Ihrem Steißbein (siehe Seite 36) nach hinten. Dadurch wird die Übung anspruchsvoller und die Wirbelsäule wird durch die erhöhte Körperspannung besser geschützt.

Oberkörper & Bauch
Crunch

Der Crunch stärkt die gesamte Bauchmuskulatur mit ihren geraden, schrägen und querverlaufenden Anteilen. Deshalb sollte diese Übung in keinem gesundheitsorientierten Training fehlen. Gemeinsam mit den Rückenmuskeln bilden die Bauchmuskeln ein stabiles Gerüst für

Level I

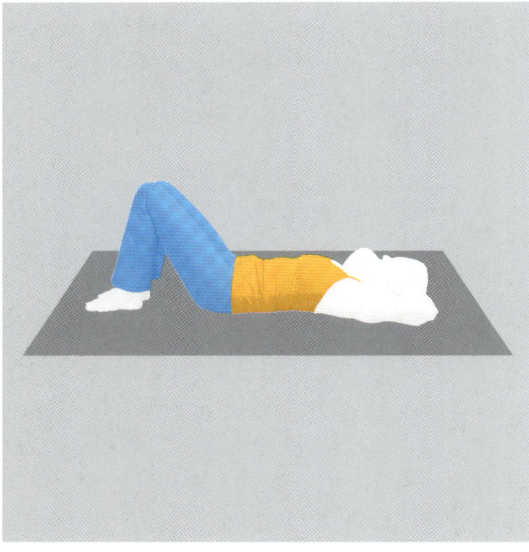

Ausgangsposition

> Legen Sie sich auf den Rücken. Die Füße sind hüftbreit aufgestellt, die Beine parallel.
> Der Kopf ruht am Boden.
> Legen Sie die Hände mit den Fingerspitzen an die Ohren oder seitlich an den Kopf (Leichter geht es, wenn Sie die Hände auf den Bauch oder gekreuzt auf die Brust legen!).
> Atmen Sie in dieser Position ein.

Endposition

> Mit der Ausatmung wird Ihr Bauch flach. Heben Sie Ihren Kopf und Ihren Oberkörper nach oben.
> Die Lendenwirbelsäule bleibt am Boden.
> Der Blick geht nach schräg vorn zu den Knien.
> Mit der Einatmung rollen Sie den Oberkörper in Richtung Boden zurück.
> Bauchspannung halten (Bauch flach), der Kopf bleibt weiterhin in der Luft.

Achtung: Rollen Sie Ihren Oberkörper kontrolliert nach oben.

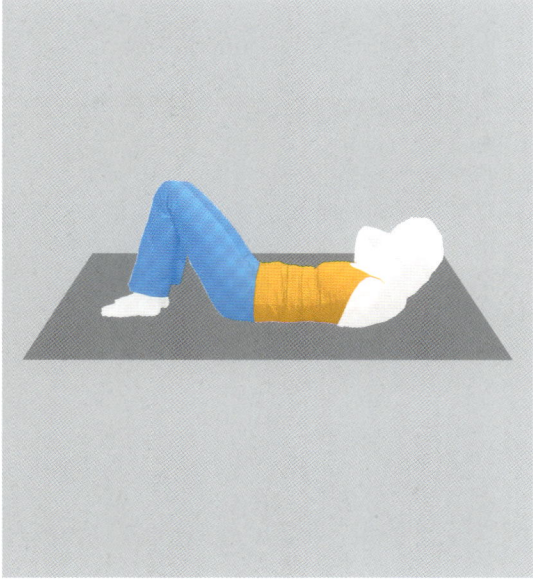

Crunch

unsere Wirbelsäule und schützen sie so vor Verletzungen bzw. Überlastungen. Achten Sie während der Übungsausführung immer auf ein gleichmäßiges Ein- und Ausatmen und halten Sie Ihren Bauch flach. Erst nach Beendigung der Übung darf sich die Bauchdecke entspannen!

Level II

Ausgangsposition

> Legen Sie sich auf den Rücken. Die Beine sind im 90°-Winkel angehoben, hüftbreit geöffnet und die Fußspitzen angezogen.
> Der Kopf ruht auf dem Boden.
> Legen Sie die Hände mit den Fingerspitzen an die Ohren oder seitlich an den Kopf (Leichter geht es, wenn Sie die Hände auf den Bauch oder gekreuzt auf die Brust legen!).
> Atmen Sie in dieser Position ein.

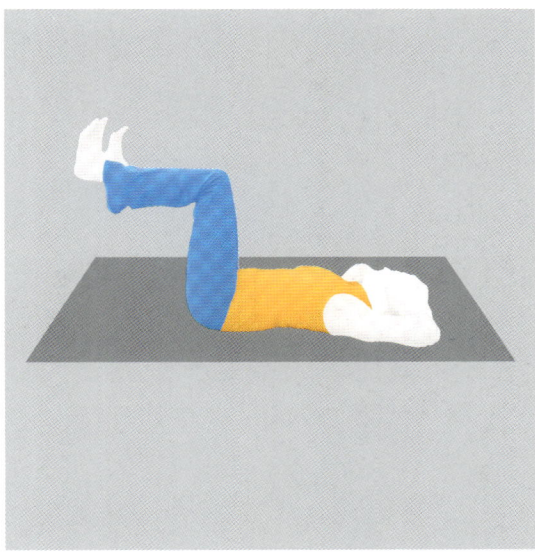

Endposition

> Mit der Ausatmung wird Ihr Bauch flach. Heben Sie Ihren Kopf und den Oberkörper nach oben.
> Die Beine behalten ihren 90° Winkel bei.
> Der Blick geht nach schräg vorn zu den Knien.
> Mit der Einatmung rollen Sie den Oberkörper in Richtung Boden zurück, ohne ihn komplett abzulegen.

Tipp: Wenn es Ihnen schwer fällt, die Beine im 90°-Winkel zu halten, können Sie diese auf einem Stuhl oder auf einem Fitball/Pezziball ablegen.

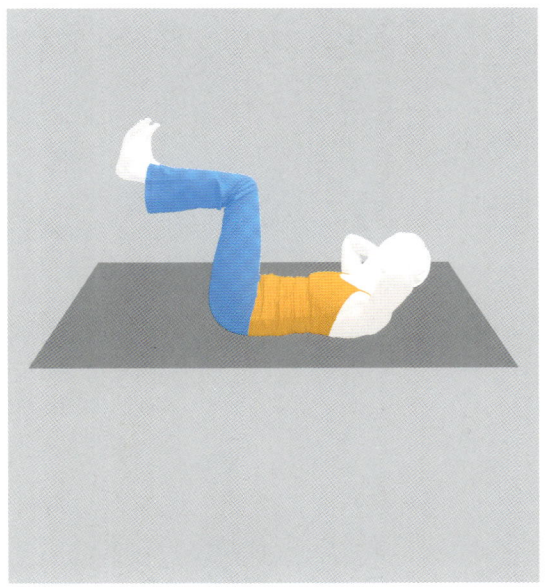

Oberkörper & Bauch
Crunch

Level III

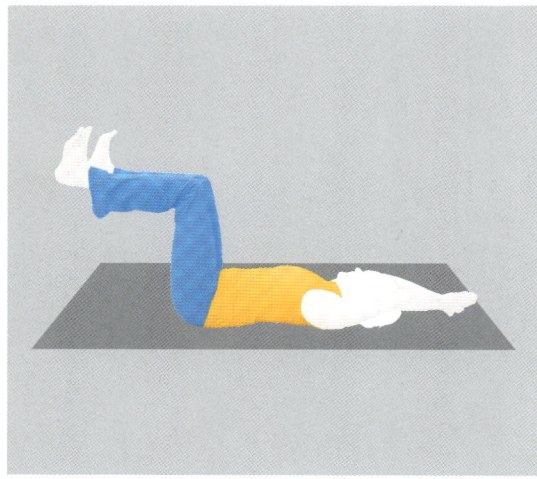

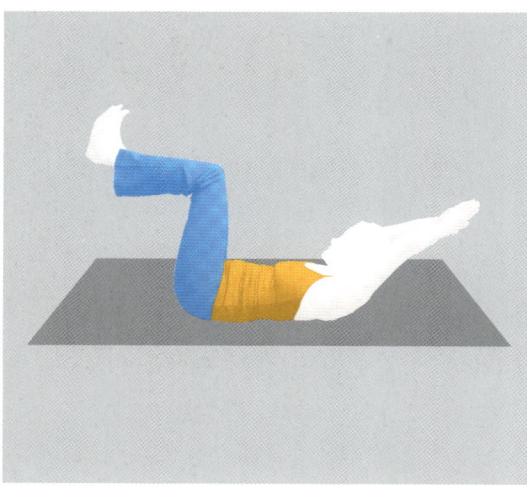

Ausgangsposition

> Legen Sie sich auf den Rücken. Die Beine sind im 90°-Winkel angehoben, hüftbreit geöffnet und die Fußspitzen angezogen.
> Der Kopf ruht auf dem Boden.
> Strecken Sie die Arme lang über den Kopf nach oben (die Oberarme sind neben den Ohren, die Handflächen aneinandergelegt).
> Atmen Sie in dieser Position ein.

Endposition

> Mit der Ausatmung wird Ihr Bauch flach und Sie heben Ihre Arme, den Kopf und den Oberkörper nach oben.
> Die Beine bleiben im 90°-Winkel.
> Der Blick geht nach schräg vorn zu den Knien.
> Mit der Einatmung rollen Sie den Oberkörper in Richtung Boden zurück.
> Bauchspannung halten (Bauch flach), Kopf und Arme bleiben weiterhin in der Luft.

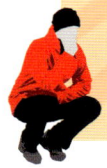

Uschis Coaching-Tipp

Halten Sie während der Crunches Ihren Bauch immer flach. Nur so wird Ihre Wirbelsäule durch die Muskelspannung geschützt. Zum Test können Sie während der Übung ein dickes Buch quer auf Ihren Bauch legen – verlieren Sie die Bauchspannung, wird das Buch ins Wackeln kommen oder sogar herunter rutschen, bleibt das Buch ruhig liegen, haben Sie die Übung richtig ausgeführt. Probieren Sie es aus!

Achtung: Atmen Sie immer flüssig. Geht Ihnen die Luft aus oder verkrampft Ihr Nacken, legen Sie einfach eine Pause ein!

Crunch

Alternativen

Sie fühlen sich stark und suchen eine neue Herausforderung für ihre Bauchmuskeln. Dann probieren Sie die folgenden Übungen aus. Vorher sollten Sie allerdings unbedingt den Crunch/Level III mit den geforderten Wiederholungszahlen ohne Probleme ausführen können.

Für den Crunch mit gestreckten Beinen ziehen Sie bei der Ausatmung Ihren Bauchnabel nach innen und heben Oberkörper und Arme vom Boden ab. Die Beine bleiben dabei am Boden, die Fußspitzen angezogen.

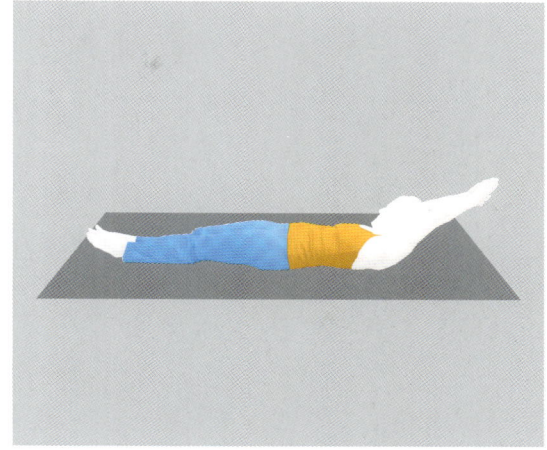

Beim Reverse Crunch schieben Sie mit der Ausatmung abwechselnd die linke und die rechte Fußsohle nach oben in Richtung Decke.

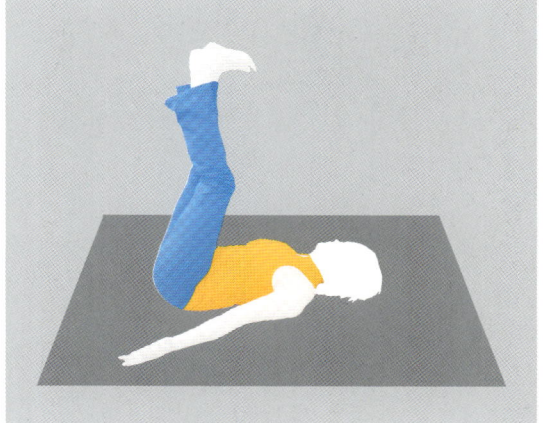

Besitzen Sie einen Fitball und haben Sie Erfahrung im Umgang mit diesem Trainingsgerät können Sie den Crunch auch auf dem Fitball ausführen. Achtung! Der Fitball ist instabil! Am besten führen Sie die Übung parallel zur Wand aus, sodass Sie sich evt. mit der Hand absichern können.

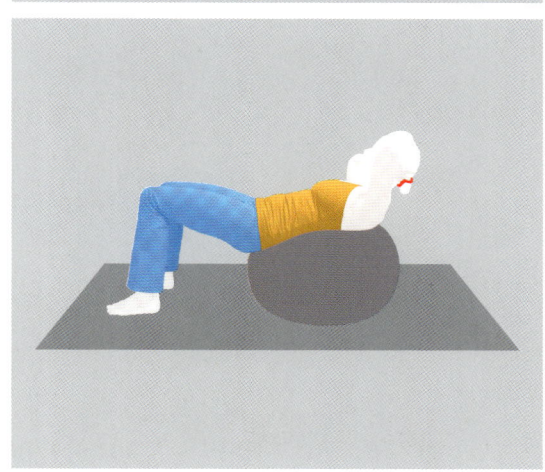

Oberkörper & Bauch
Crunch diagonal

Auf den vorherigen Seiten haben Sie bereits den Crunch in der geraden Ausführung kennengelernt. Im Folgenden werden wir Ihnen den Crunch diagonal in verschiedenen Variationen vorstellen. Mit diesen Übungen

Level I

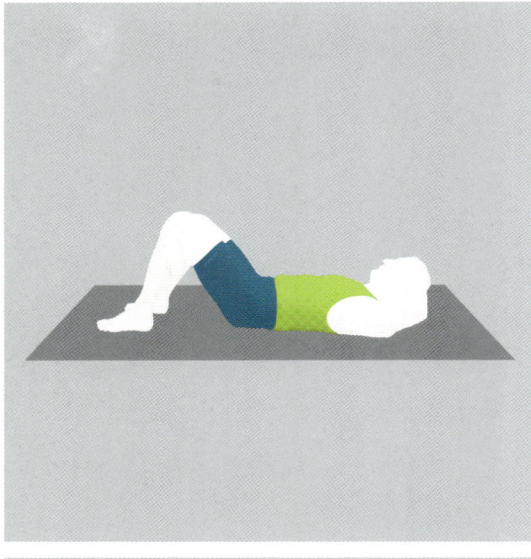

Ausgangsposition

> Legen Sie sich auf den Rücken. Die Füße sind hüftbreit aufgestellt, die Beine parallel.
> Der Kopf ruht am Boden.
> Legen Sie die Hände mit den Fingerspitzen an die Ohren oder seitlich an den Kopf (Leichter geht es, wenn Sie die Hände auf den Bauch oder überkreuz auf die Brust legen!).
> Atmen Sie in dieser Position ein.

Endposition

> Mit der Ausatmung wird der Bauch flach. Gleichzeitig heben und drehen Sie Ihren Oberkörper diagonal zur rechten Seite. Linke Schulter, Brustbein und Blick zeigen zum rechten Knie.
> Die Ellbogen bleiben außen.
> Mit der Einatmung kommen Sie zurück in die Ausgangsstellung, ohne die Bauchspannung zu verlieren.

Wiederholen Sie die Übung auf der anderen/linken Seite!

Achtung: Schieben Sie ganz bewusst Ihre Schulter zum gegenüberliegenden Knie, Ellbogen außen.

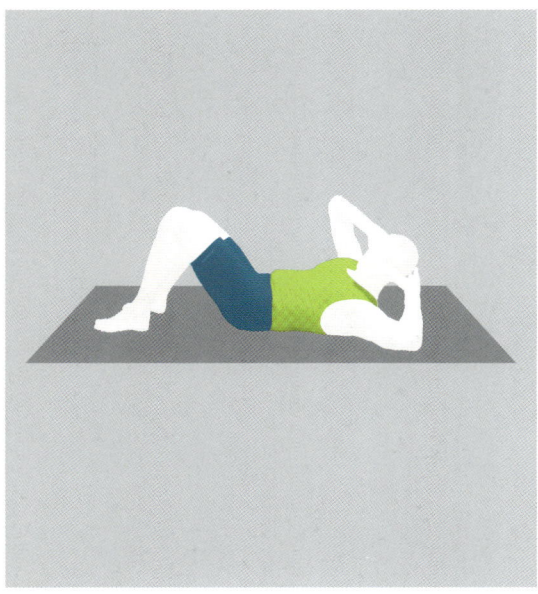

Crunch diagonal

beanspruchen Sie besonders die schrägen Bauchmuskeln, die den Rumpf bei Rotationsbewegungen unterstützen. In Ihr Training sollten Sie beide Crunch-Übungen einbauen – gerade und diagonal.

Level II

Ausgangsposition

> Legen Sie sich auf den Rücken. Die Beine sind im 90°-Winkel angehoben, hüftbreit geöffnet und die Fußspitzen angezogen.
> Der Kopf ruht auf dem Boden.
> Legen Sie die Hände mit den Fingerspitzen an die Ohren oder seitlich an den Kopf (Leichter geht es, wenn Sie die Hände auf den Bauch oder überkreuz auf die Brust legen!).
> Atmen Sie in dieser Position ein.

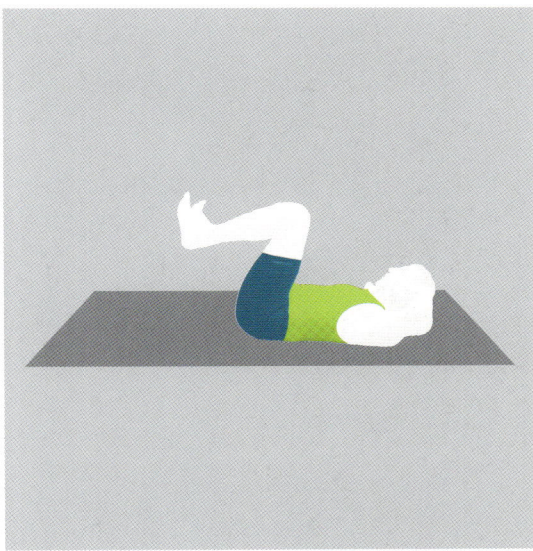

Endposition

> Mit der Ausatmung wird der Bauch flach. Gleichzeitig heben und drehen Sie Ihren Oberkörper diagonal zur rechten Seite. Linke Schulter, Brustbein und Blick zeigen zum rechten Knie.
> Die Beine behalten ihren 90° Winkel bei.
> Mit der Einatmung kommen Sie zurück in die Ausgangsstellung, ohne den Oberkörper abzulegen.

Wiederholen Sie die Übung auf der anderen/linken Seite.

Tipp: Zur Erleichterung können Sie die Beine auch auf einem Stuhl oder auf einem Fitball/Pezziball ablegen.

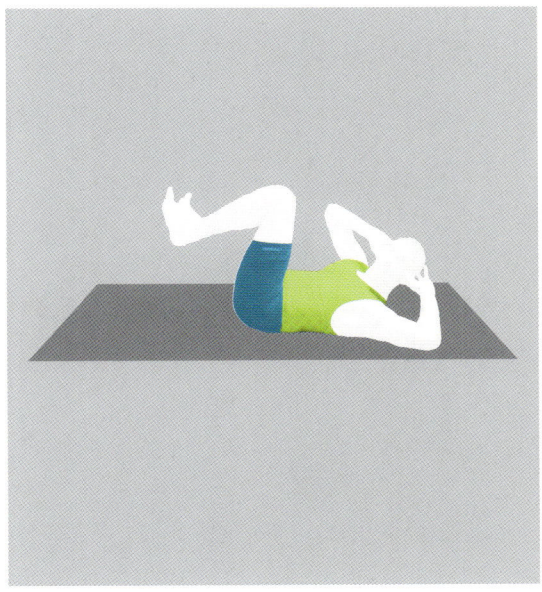

Oberkörper & Bauch
Crunch diagonal

Level III

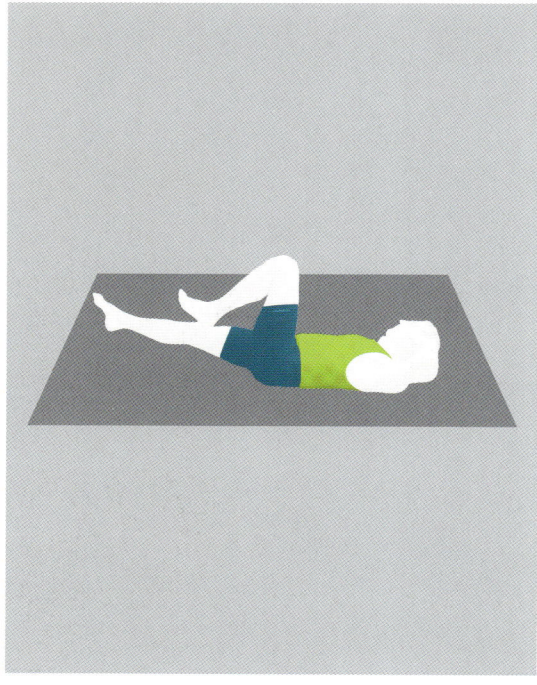

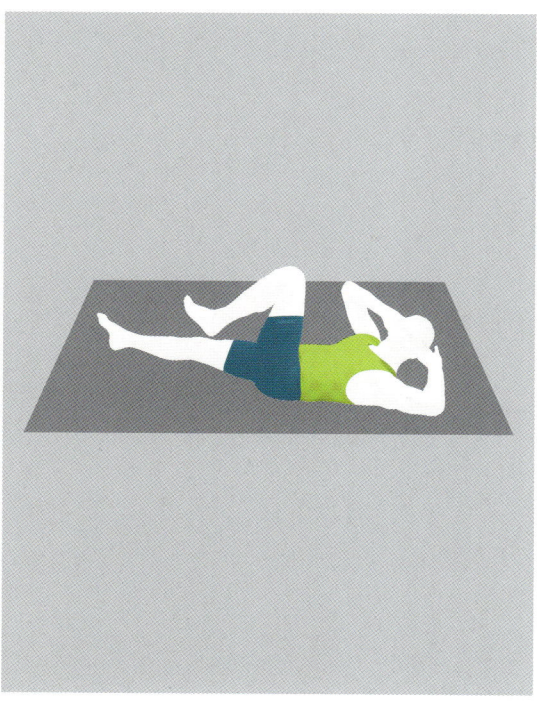

Ausgangsposition

> In der Rückenlage ist ein Bein um 90° in der Hüfte angewinkelt, das andere gestreckt.
> Der Bauch ist flach.
> Der Kopf ist leicht angehoben. Die Hände liegen mit den Fingerspitzen an den Ohren oder seitlich am Kopf (Leichter geht es, wenn Sie die Hände auf den Bauch oder überkreuz auf die Brust legen).
> Atmen Sie in dieser Position ein.

Endposition

> Mit der Ausatmung heben und drehen Sie Ihren Oberkörper diagonal zur rechten Seite. Gleichzeitig ziehen Sie Ihr rechtes Knie zum Brustkorb heran.
> Die linke Schulter, das Brustbein und der Blick zeigen zum rechten Knie. Die Ellbogen bleiben außen.
> Mit der Einatmung bringen Sie den Oberkörper zurück in die Mitte, strecken Ihr rechtes Bein parallel zum Boden und ziehen Ihr linkes Knie nach oben.
> Mit der Ausatmung wird dann der Oberkörper zum linken Knie gedreht.

Achtung: Der Atem gibt den Bewegungsrhythmus vor, wobei die Ausatmung die Rotation einleitet und die Einatmung den Wechsel zur anderen Seite.

Crunch diagonal

Alternativen

Diese Alternative ist so etwas wie eine Mischung aus der Schulterbrücke (siehe Seite 78 unten) und dem geraden Crunch in der Rückenlage (siehe Seite 38). Sie kann ziemlich anspruchsvoll werden, da hier die unteren und oberen Teile der Bauchmuskulatur gut zusammenarbeiten.

Rollen Sie das Becken leicht nach oben und positionieren Sie ein Knie genau über der Hüfte.

Nun schieben Sie die Schulter und den Arm der gegenüberliegenden Seite zum gehobenen Bein.

Danach wechseln Sie die Seite.

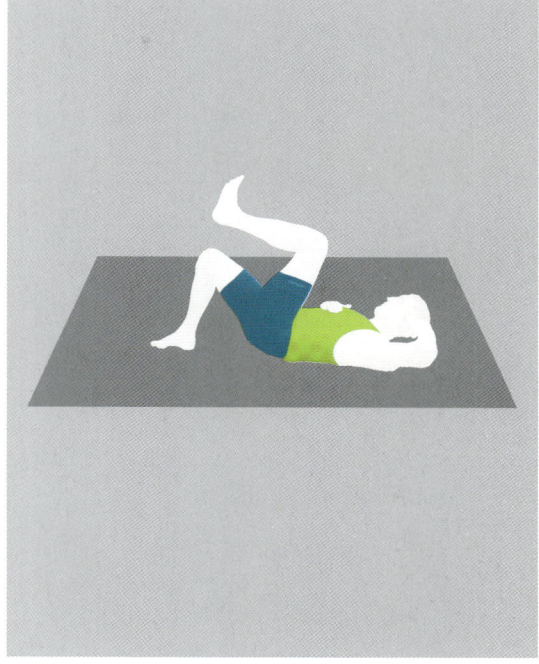

Uschis Coaching-Tipp

Achten Sie bei der Übungsausführung Crunch diagonal Level I–III immer auf eine gute Bauchspannung! Erst, wenn Sie die Übung beendet haben und der Kopf wieder am Boden liegt, können Sie die Bauchdecke entspannen. So schützen Sie Ihre Wirbelsäule durch die Muskelspannung. Probieren Sie es aus!

Achtung: Bevor Sie die Luft anhalten oder Ihr Nacken verkrampft, legen Sie einfach eine Pause ein!

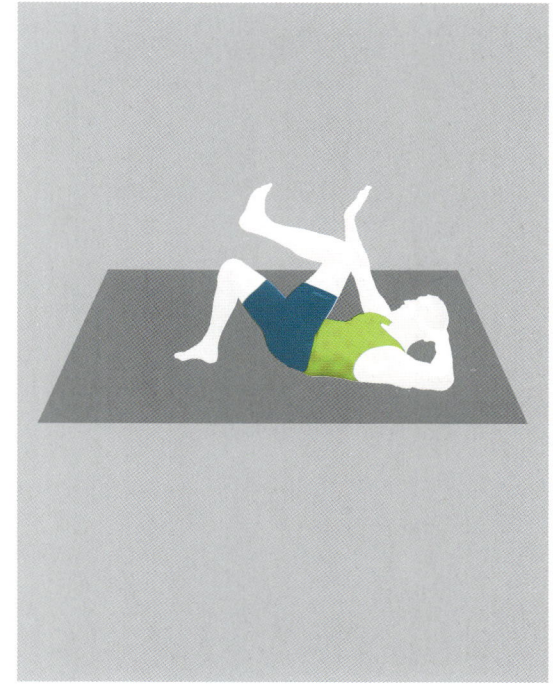

Gesäß & Beine
Wadenheben

Das Wadenheben spricht die Streckmuskeln des Sprunggelenkes an und hilft, das Gelenk zu stabilisieren. Dazu kommt die positive Wirkung der Muskelpumpe in der Unterschenkelregion. Diese beugt der Entwicklung von Krampfadern vor und sollte von Ihnen bevorzugt angewandt werden,

Level I

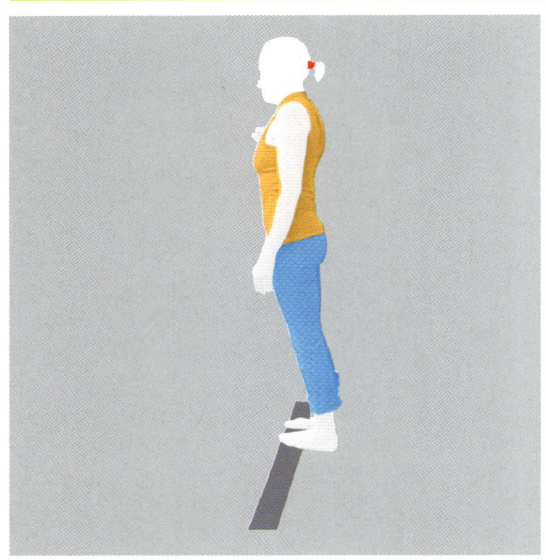

Ausgangsposition

> Sie stehen mit den Ballen beider Füße aufrecht auf der Kante einer Stufe.
> Die Füße sind hüftbreit auseinander.
> Die Arme sind lang neben dem Körper – ein Arm sichert evtl. das Gleichgewicht.
> Mit der Einatmung senken Sie Ihre Fersen so weit, dass Sie eine noch angenehme Dehnung in Wade und Achillessehne spüren.

Tipp: Diese Position ist gleichzeitig eine sehr effektive Dehnübung für Ihre Waden und kann auch wunderbar im Alltag (z. B. am Bürgersteig oder auf einer Treppe) durchgeführt werden. Verweilen Sie zum Dehnen zirka 30 Sekunden in der Position.

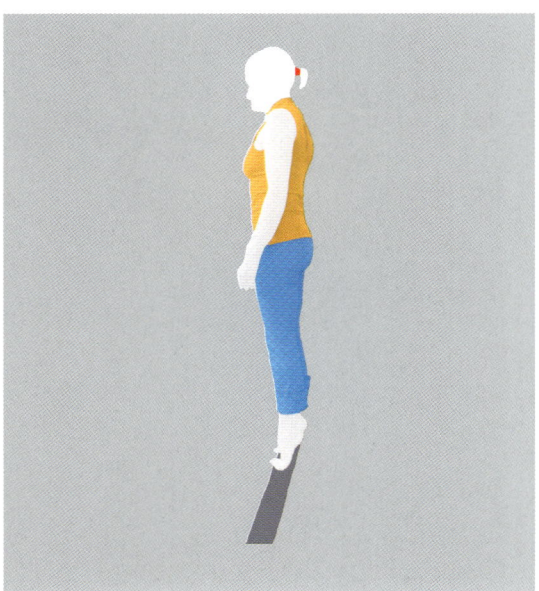

Endposition

> Mit der nächsten Ausatmung strecken Sie die Sprunggelenke und heben die Ferse so hoch es geht.
> Der Oberkörper bleibt aufrecht und stabil, der Blick geht nach vorn.
> Beim Einatmen senken Sie die Fersen wieder nach unten.

Achtung: Achten Sie auf Ihre Körperspannung und stützen Sie sich evtl. ab, um das Gleichgewicht zu halten.

Wadenheben

wenn Sie einen stehenden Beruf ausführen. Verfügen Sie über kurze, unbewegliche Waden und Achillessehnen, dann nutzen Sie die beweglich machende Wirkung der Übung Level I und II. Führen Sie diese Übung mehrmals am Tag aus, z. B. auch an Treppenstufen oder Bürgersteigkanten.

Ausgangsposition

Level II

> Sie stehen mit den Ballen beider Füße aufrecht auf der Kante einer Stufe.
> Die Füße sind hüftbreit auseinander.
> Die Arme sind lang neben dem Körper – ein Arm sichert evtl. das Gleichgewicht.
> Als Belastungssteigerung halten Sie ein Gewicht (gepackte Tasche, Kasten Wasser) vor dem Körper.
> Mit der Einatmung senken Sie Ihre Fersen so weit, dass Sie eine noch angenehme Dehnung in Wade und Achillessehne spüren.

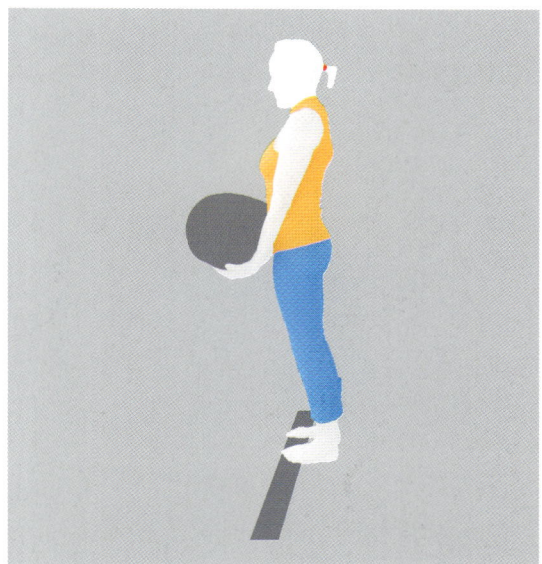

Endposition

> Mit der nächsten Ausatmung strecken Sie die Sprunggelenke und heben die Ferse so hoch es geht.
> Der Oberkörper bleibt aufrecht und stabil, der Blick geht nach vorn.
> Halten Sie das Gewicht eng am Körper.
> Beim Einatmen senken Sie die Fersen wieder nach unten.

Tipp: Fixieren Sie mit Ihren Augen während der Bewegung einen Punkt – optimalerweise schräg vorne auf dem Boden. Das wird Ihnen helfen, das Gleichgewicht zu halten.

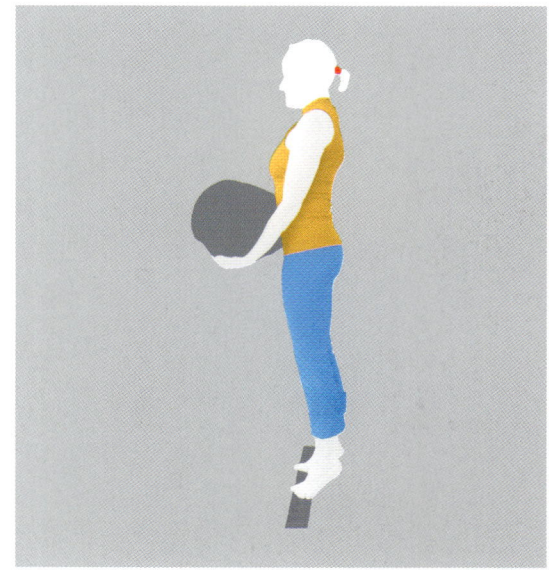

Gesäß & Beine
Wadenheben

Level III

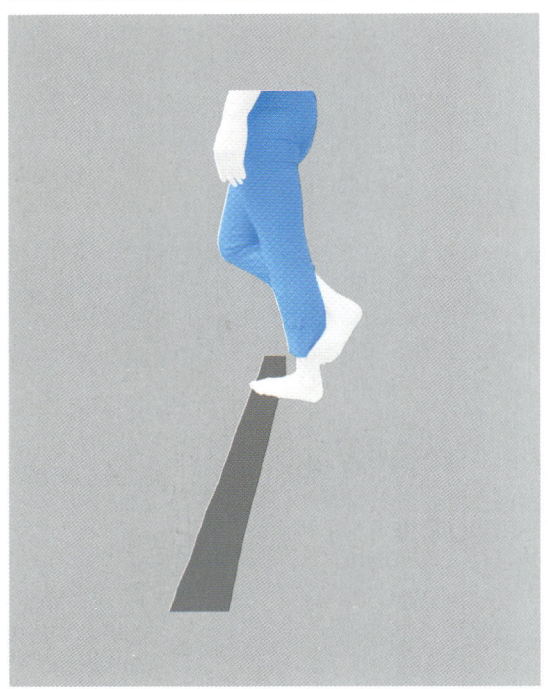

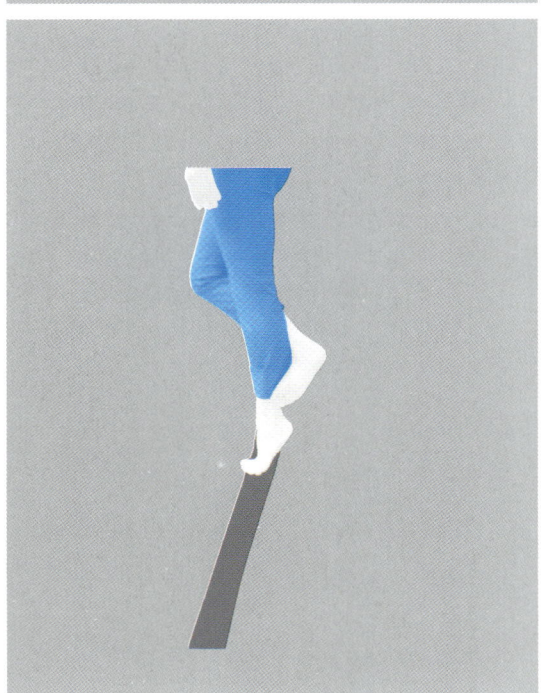

Ausgangsposition

> Sie stehen mit dem Ballen des rechten Fußes aufrecht auf der Kante einer Stufe. Der linke Fuß liegt an der rechten Wade.
> Die Arme sind lang neben dem Körper – ein Arm sichert evtl. das Gleichgewicht.
> Mit der Einatmung senken Sie Ihre rechte Ferse so weit, dass Sie eine noch angenehme Dehnung in Wade und Achillessehne spüren.

Tipp: Diese Position können Sie auch als Dehnübung für Ihre Waden nutzen. Im Alltag regelmäßig angewendet (z. B. am Bürgersteig oder auf einer Treppe) beugt sie u. a. Rückenschmerzen vor. Verweilen Sie zum Dehnen zirka 30 Sekunden in der Position.

Endposition

> Mit der nächsten Ausatmung strecken Sie das rechte Sprunggelenk und heben die Ferse so hoch es geht.
> Der Oberkörper bleibt aufrecht und stabil, der Blick geht nach vorn.
> Beim Einatmen senken Sie die rechte Ferse wieder nach unten.
> Achten Sie bei dieser Bewegung besonders auf Ihr Gleichgewicht!

Wiederholen Sie die Übung mit dem anderen Bein.

Alternativen

Die Alternative ähnelt ein wenig der Stellung einer Kniebeuge. Und tatsächlich beansprucht sie nicht nur die Wade, sondern auch die Oberschenkel und die Rumpfmuskeln.

Heben Sie in der Kniebeuge schwungvoll die Fersen an, und halten Sie für einen Augenblick diese Position, bevor Sie die Fersen vorsichtig wieder nach unten lassen.

Eine gute Körperspannung ist bei dieser Übung sehr wichtig, um nicht das Gleichgewicht zu verlieren. Achten Sie daher auf eine parallele Fuß- bzw. Kniestellung, eine gute Bauchspannung (Bauchnabel nach innen ziehen) und eine aufrechte Wirbelsäulenposition. Die Arme helfen in der Vorhalte, den Körper bei der Bewegung stabil zu halten.

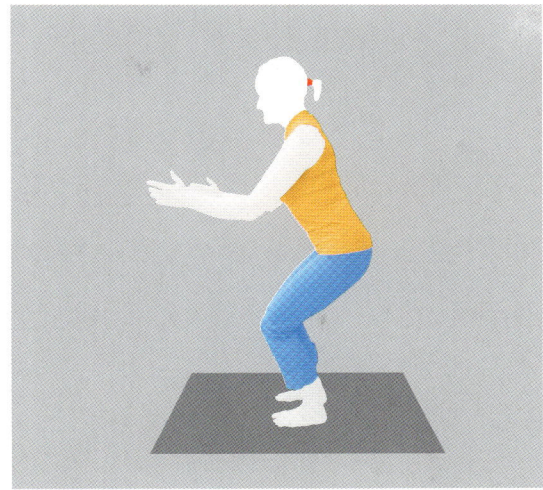

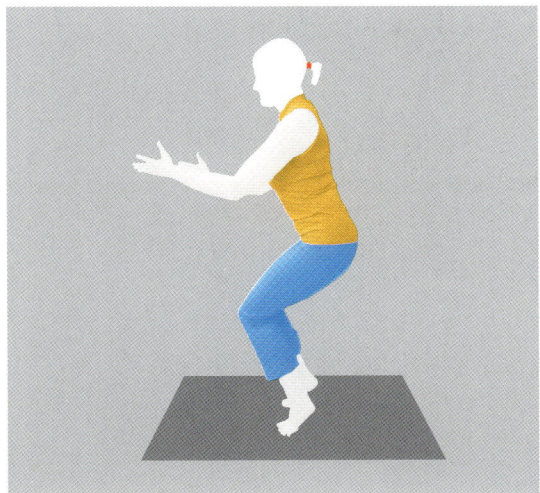

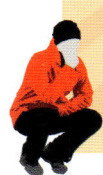

Uschis Coaching-Tipp

Lassen Sie es zu Beginn etwas vorsichtiger angehen, und senken Sie die Fersen bei Level III nur soweit ab, bis Sie ein leichtes Dehnen spüren. Je länger Sie diese Übung schon machen, desto weiter können Sie die Fersen nach unten lassen. Nutzen Sie, wenn möglich, auch einmal die Hilfe eines Beobachters! Dieser sollte Ihre Knöchelstellung von hinten kontrollieren. Knicken Ihre Sprunggelenke nach innen, geben Sie bitte etwas mehr Druck auf den Kleinzehenballen. Knicken Sie nach außen, drücken Sie mehr auf den Großzehenballen.

Gesäß & Beine
Lunge

Der Lunge ist eine Übung, ein Begriff, der während der Aerobicwelle in den 1980-Jahren bekannt wurde. Es handelt sich hierbei um die »Ausfallschritt-Bewegung«, die aus dem Alltag und dem Sport schließlich nicht wegzudenken ist. Mit dem Ausfallschritt trainieren Sie ganz gezielt Ihre Beine und Ihr

Level I

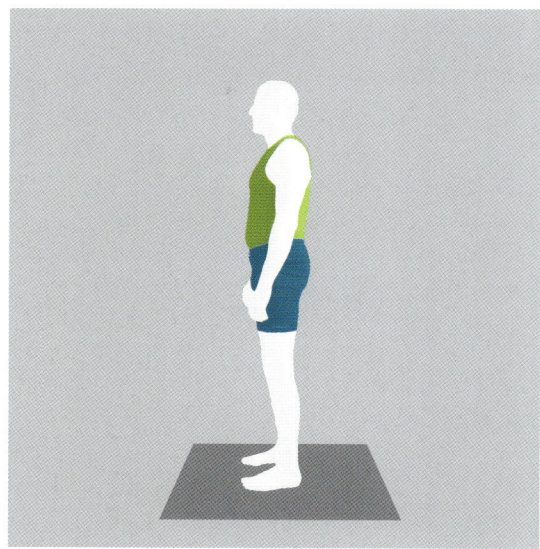

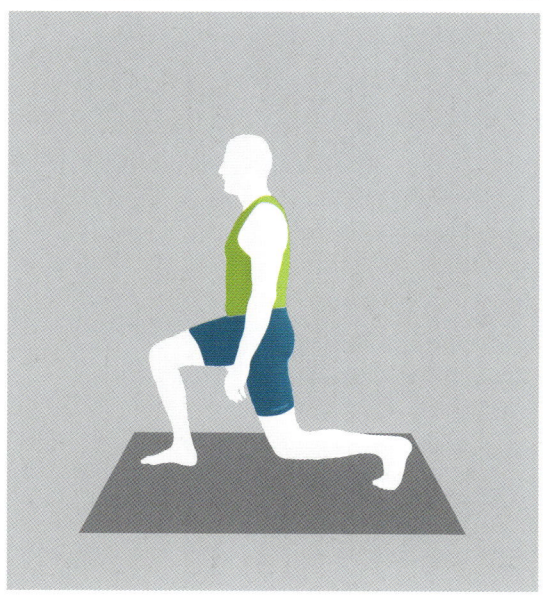

Ausgangsposition

> Stellen Sie sich aufrecht hin, die Füße hüftbreit auseinander, die Fußspitzen zeigen nach vorne.
> Die Hände sind lang neben dem Körper.
> Atmen Sie in dieser Position ein.

Endposition

> Mit der Ausatmung führen Sie mit dem rechten Bein einen Ausfallschritt nach vorne aus. Orientieren Sie sich bei der Abwärtsbewegung am hinteren Bein. Lassen Sie dessen Kniespitze senkrecht zum Boden sinken.
> Das vordere rechte Knie zeigt in Richtung rechte Fußspitze und steht über dem vorderen Fußgelenk.
> Der Oberkörper bleibt bei der Bewegung aufrecht und stabil.
> Beim Einatmen kommen Sie zurück in die Ausgangsstellung.

Wiederholen Sie die Übung auf der anderen Seite.

Lunge

Gesäß. Und weil der Oberkörper aufgerichtet und stabil bleiben soll, beanspruchen Sie zudem die hierzu notwendige Rumpfmuskulatur. Außerdem werden beim Ausfallschritt das Gleichgewicht und – durch das Zusammenspiel vieler Muskeln – auch die Koordination gefördert.

Level II

Ausgangsposition

> Stellen Sie sich aufrecht hin, in jeder Hand eine gefüllte 1- bis 1,5-Liter Plastikflasche. Die Füße sind hüftbreit auseinander, die Fußspitzen zeigen nach vorne.
> Atmen Sie in dieser Position ein.

Endposition

> Mit der Ausatmung machen Sie mit dem rechten Bein einen Ausfallschritt nach vorne. Orientieren Sie sich bei der Abwärtsbewegung am hinteren Bein. Lassen Sie dessen Kniespitze senkrecht zum Boden sinken.
> Das vordere rechte Knie zeigt in Richtung rechte Fußspitze und steht über dem vorderen Fußgelenk.
> Der Oberkörper bleibt bei der Bewegung aufrecht und stabil.
> Beim Einatmen kommen Sie zurück in die Ausgangsstellung.

Wiederholen Sie die Übung auf der anderen/linken Seite.

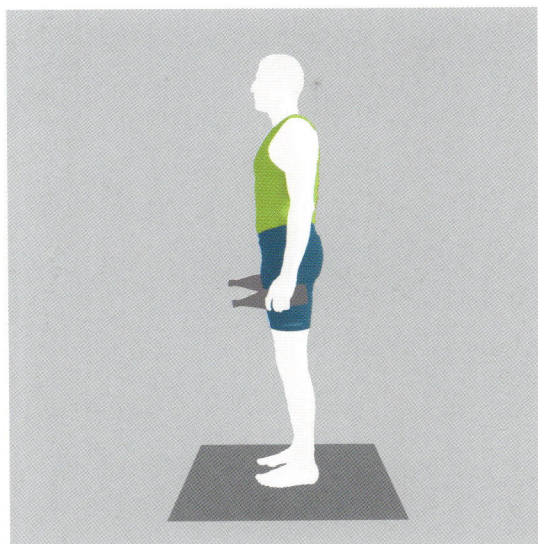

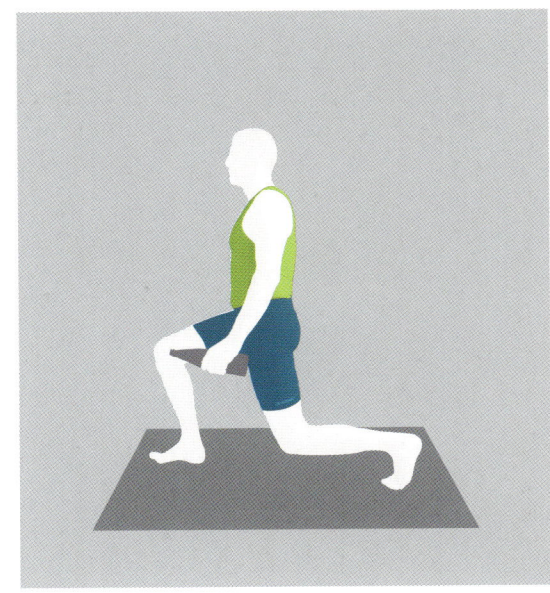

Gesäß & Beine
Lunge

Level III

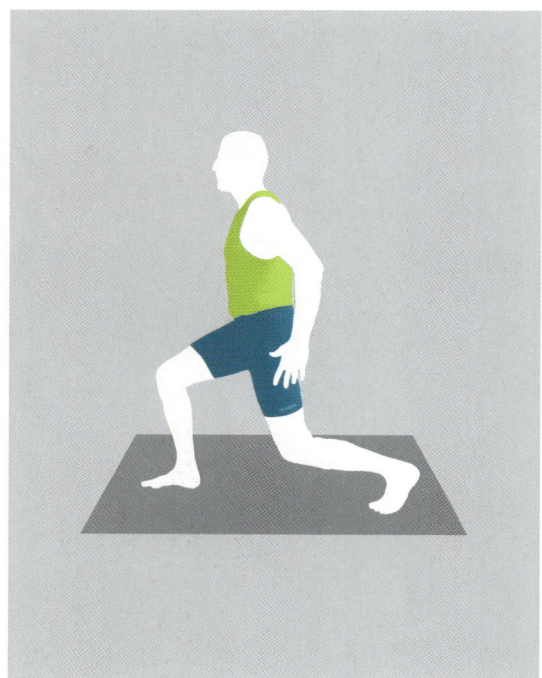

Ausgangsposition

> Sie beginnen in der Ausfallschrittposition mit dem rechten Bein vorne. Orientieren Sie sich bei der Abwärtsbewegung am hinteren Bein. Lassen Sie dessen Kniespitze senkrecht zum Boden sinken.
> Das vordere rechte Knie zeigt in Richtung rechte Fußspitze und steht über dem vorderen Fußgelenk.
> Der Oberkörper ist aufrecht, die Arme neben dem Körper.
> Atmen Sie in dieser Position aus.

Endposition

> Mit der Einatmung springen Sie nach oben, wechseln die Beine und landen mit dem linken Bein vorn.
> Die Arme werden gleichzeitig schwungvoll nach oben geschwungen, vor dem Kopf gebremst und wieder nach unten genommen.
> Leise springen, die Füße bewusst abrollen und in den Knien nachgeben.
> Der Oberkörper bleibt während der ganzen Bewegung aufrecht und stabil.

Bei den Wechselsprüngen gleichmäßig weiteratmen.

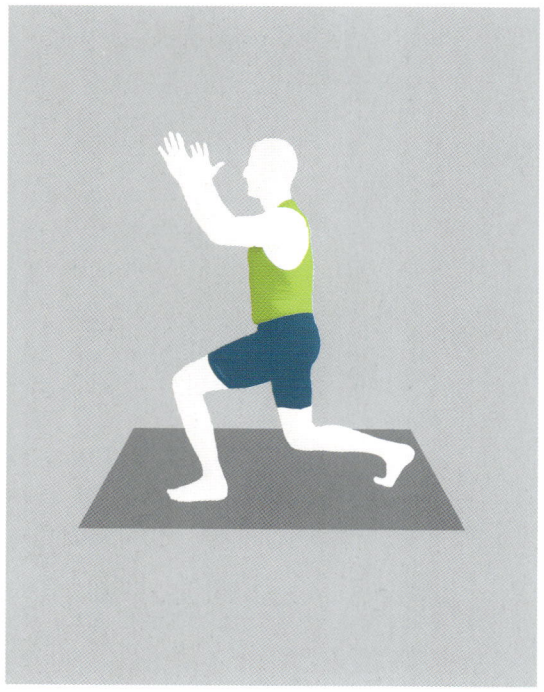

Lunge

Alternativen

Ausfallschritte lassen sich wunderbar in ein Outdoortraining integrieren. So können Sie beim Joggen, Walken oder beim Nordic Walking gelegentlich eine Serie Ausfallschritte einbauen.

Machen Sie die Lunges/Ausfallschritte in der Vorwärtsbewegung einen nach dem anderen oder auf der Stelle mit dem vorderen Bein auf einer kleinen Mauer bzw. Bank oder nutzen Sie eine Langhantelstange zur Erschwerung.

Lunges in all ihren Varianten bereiten Ihre Beinmuskulatur optimal für ausgiebige Wandertouren, fürs Skilanglaufen oder auch für das Alpin-Skifahren vor.

Achtung: Bemühen Sie sich bei den Ausfallschritten immer um eine saubere Technik. Achten Sie auf eine gerade Ausrichtung des vorderen Fußes und einen 90°-Winkel im vorderen Bein, wobei das Knie im Lot über dem vorderen Fußgelenk steht.

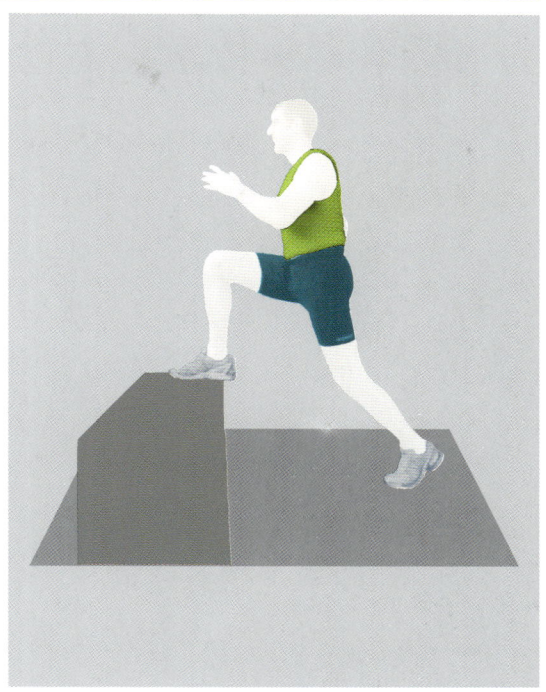

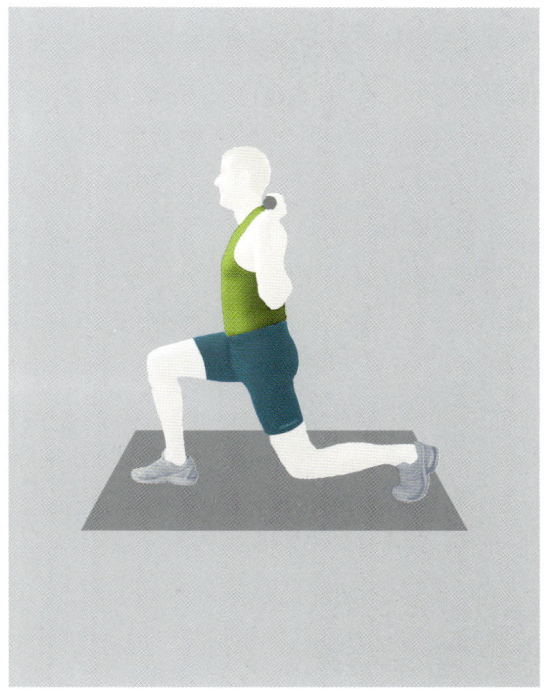

Uschis Coaching-Tipp
Die Ausfallschritte gelingen Ihnen zu Beginn am leichtesten, wenn Sie die Füße etwas mehr als hüftbreit aufstellen. Je mehr Übung Sie haben, umso enger können Sie Ihre Füße nach dem Wechselsprung aufstellen.

Gesäß & Beine
Kniebeuge (Squat)

Mit der Kniebeuge trainieren Sie einen Großteil der Muskeln des Körpers. Nicht zuletzt deshalb ist diese Übung ein Klassiker im Ganzkörpertraining. Die Bewegung kommt recht gut den Beanspruchungsmustern im Alltag gleich und spricht zudem auch die Stützmuskeln des Beckens und des Rückens an. Starke Beine entlasten die Wirbelsäule,

Level I

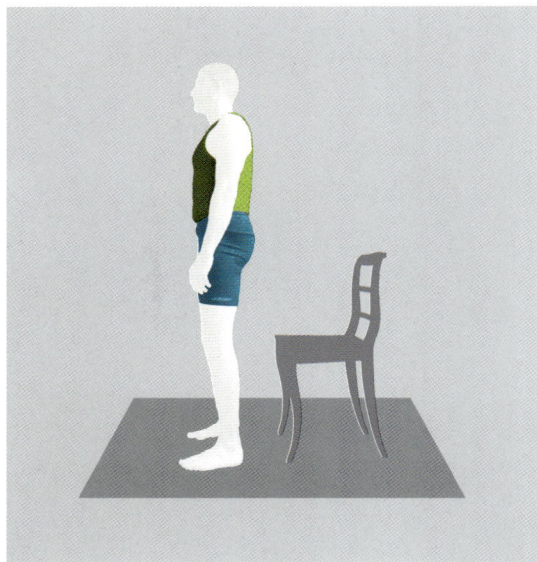

Ausgangsposition

> Sie stehen aufrecht vor einem stabilen Stuhl, zirka eine Fußlänge Abstand zwischen Fersen und Stuhl.
> Die Füße sind hüftbreit auseinander, die Arme lang neben dem Körper.
> Atmen Sie in dieser Position aus.

Endposition

> Mit der Einatmung senken Sie Ihr Gesäß und berühren damit nur leicht den Stuhl. Dabei führen Sie die Arme parallel nach vorne.
> Der Rücken bleibt gerade, der Kopf ruhig.
> Die Fußsohlen sind fest im Boden »verwurzelt«, d. h. Ballen und Fersen stehen fest am Boden.
> Die Kniespitzen zeigen in Richtung Fußspitzen nach vorn.
> Mit der nächsten Ausatmung strecken Sie die Beine, führen die Arme wieder nach unten und kommen so zurück in die Ausgangsstellung.

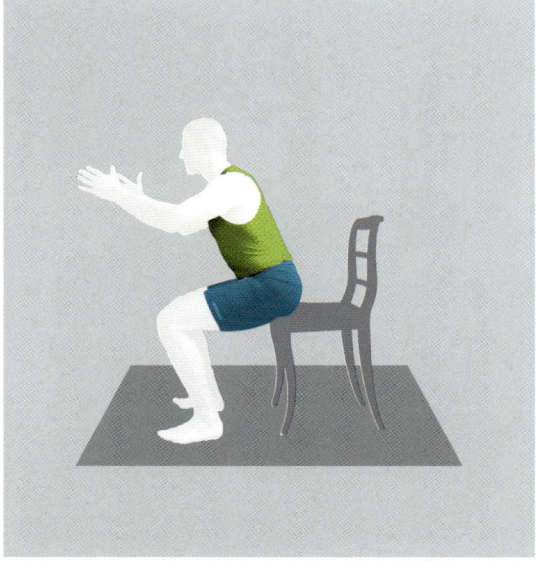

Kniebeuge (Squat)

weil sie ein Bücken aus dem Knie und nicht aus dem Rücken möglich machen. Unsere Beine benötigen wir den ganzen Tag. Wir steigen Treppen, setzen uns hin und stehen wieder auf. Die Beine bewegen uns fort und halten uns mobil. Unsere Beinmuskulatur sollten wir deshalb unbedingt trainieren.

Level II

Ausgangsposition

> Sie stehen aufrecht, Füße hüftbreit auseinander und fest »verwurzelt«. Die Knie sind leicht gebeugt.
> Die Hände sind mit den Handrücken vor der Stirn, der Blick ist nach vorn gerichtet und Sie machen ein leichtes Doppelkinn.
> Atmen Sie in dieser Position aus.

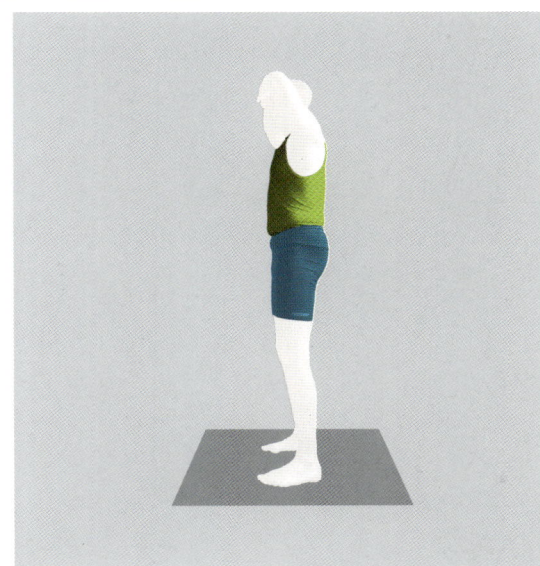

Endposition

> Mit der Einatmung senken Sie Ihr Gesäß nach hinten unten und berühren nun in Gedanken einen imaginären Stuhl.
> Die Handrücken bleiben an der Stirn, der Rücken gerade, der Kopf ruhig.
> Die Fußsohlen sind fest im Boden »verwurzelt«, d. h. Ballen und Fersen stehen fest am Boden.
> Die Kniespitzen zeigen in Richtung Fußspitzen nach vorn.
> Mit der nächsten Ausatmung strecken Sie die Beine und kommen zurück in die Ausgangsstellung.

Achtung: Während der gesamten Übung bleibt der Bauch flach (Bauchspannung).

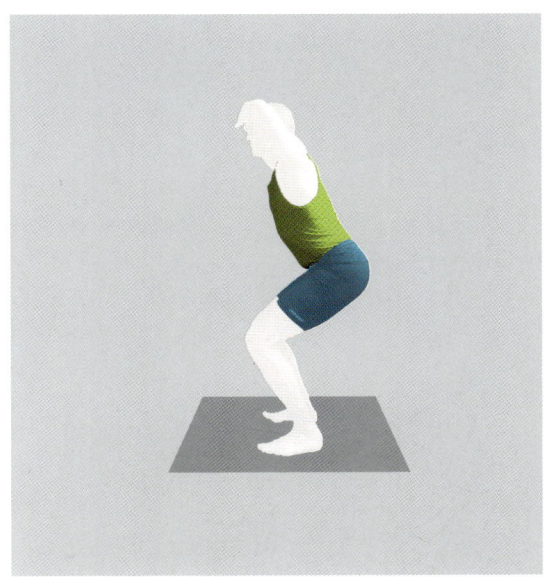

Gesäß & Beine
Kniebeuge (Squat)

Level III

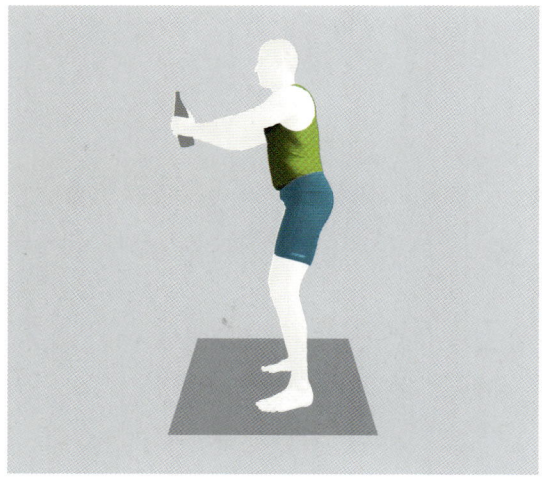

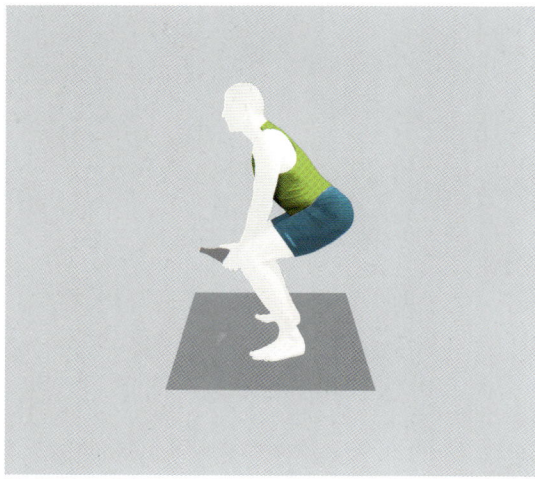

Ausgangsposition

> Sie stehen aufrecht und halten ein Gewicht vor dem Brustkorb.
> Die Füße sind etwas mehr als hüftbreit auseinander und fest »verwurzelt«.
> Die Knie sind leicht gebeugt.
> Atmen Sie in dieser Position aus.

Endposition

> Mit der Einatmung beugen Sie Ihre Beine und gehen schwungvoll nach unten in eine Kniebeuge.
> Lassen Sie das Gewicht zwischen Ihren Beinen nach hinten unten schwingen.
> Der Rücken bleibt gerade, der Kopf ruhig, der Blick ist geradeaus gerichtet. Ballen und Fersen stehen fest am Boden. Die Kniespitzen zeigen in Richtung Fußspitzen nach vorn.
> Mit der nächsten Ausatmung strecken Sie die Beine und schwingen die Arme gleichzeitig nur bis zur Höhe des Brustbeins.

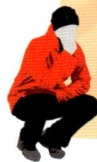

Uschis Coaching-Tipp

Bei der Kniebeuge offenbart unser Körper schnell seine Defizite. Wenn Sie da und dort zu unbeweglich sind oder nicht genug Kraft aufbringen können, um die Haltung zu kontrollieren, weichen die Gelenke aus. Dann ist Vorsicht geboten! Geben Sie sich etwas Zeit und achten Sie immer auf eine saubere Technik: Der Blick geht geradeaus – der Rücken ist gerade und möglichst aufrecht – Bauch und Rückenmuskeln sind angespannt – die Knie zeigen immer in die gleiche Richtung wie die Füße – die Füße stehen parallel oder leicht offen (5–10°) auf der gesamten Fußsohle.

Kniebeuge (Squat)

Alternativen

Die Kniebeuge ist eine wunderbare Übung für zwischendurch und kann fast überall eingesetzt werden. Auch im Outdoor-Training. Sie verbrennt durch den Einsatz der großen Bein- und Hüftmuskeln mehr Energie als andere Übungen und kräftigt bzw. formt die Beine sehr effektiv.

Die schwungvolle Variante »Hockstrecksprung« bringt zusätzlich Ihr Herz-Kreislauf-System ordentlich in Wallung! Achten Sie bei der Sprungbewegung auf eine saubere Fußtechnik (u.a. Füße parallel, bewusst abrollen), eine neutrale Kniestellung und eine stabile Körpermitte. Legen Sie rechtzeitig eine Pause ein.

Die sanftere Alternative ist die Kniebeuge mit Zusatzgewicht auf den Schultern. Legen Sie dafür eine Langhantelstange oder auch einen langen Ast in Ihre Hände hinter den Kopf. Bei der Bewegung nach oben und unten muss besonders auf eine stabile Hals- bzw. Lendenwirbelsäule geachtet werden.

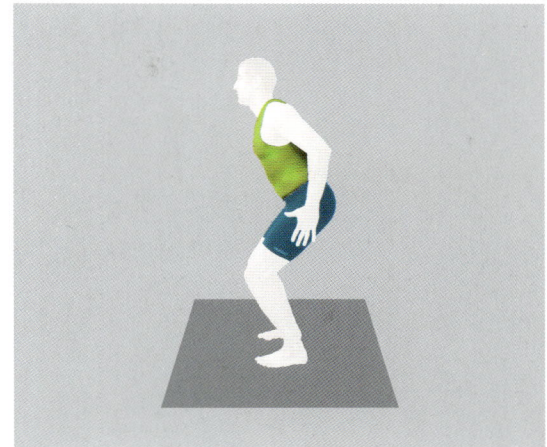

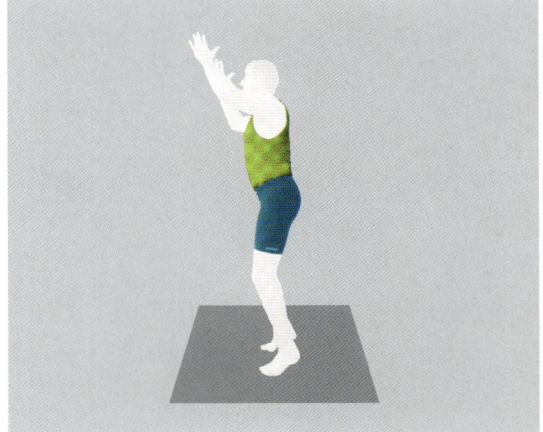

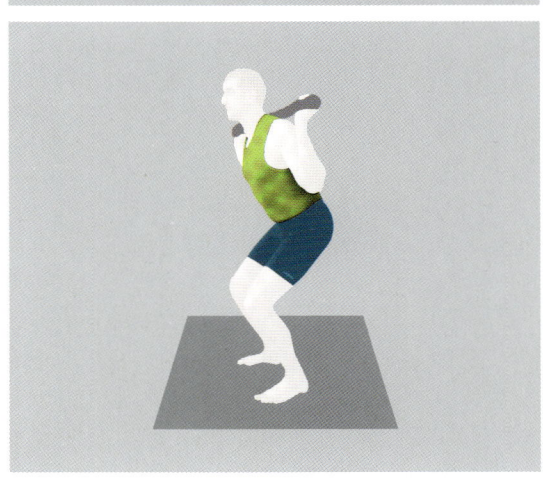

Gesäß & Beine
Hüftadduktoren

Die inneren Oberschenkel werden von Frauen besonders gerne trainiert und das zu Recht. Schließlich straffen die Hüftadduktoren nicht nur die Beine, sondern sie stützen die Hüfte und sichern das Kniegelenk. Diese Aufgaben gelingen allerdings nur in der Zusammenarbeit mit den Hüft-

Level I

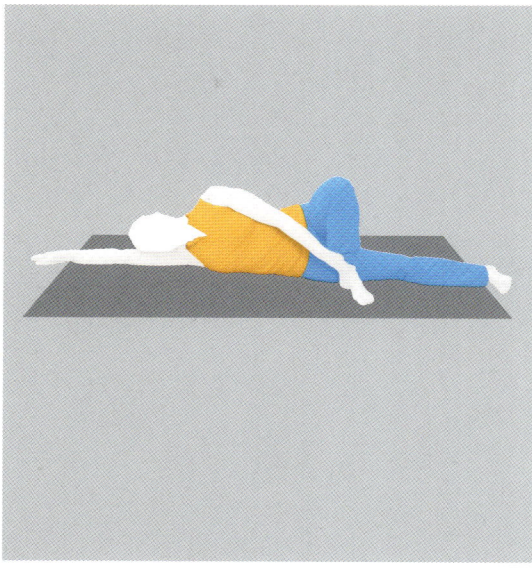

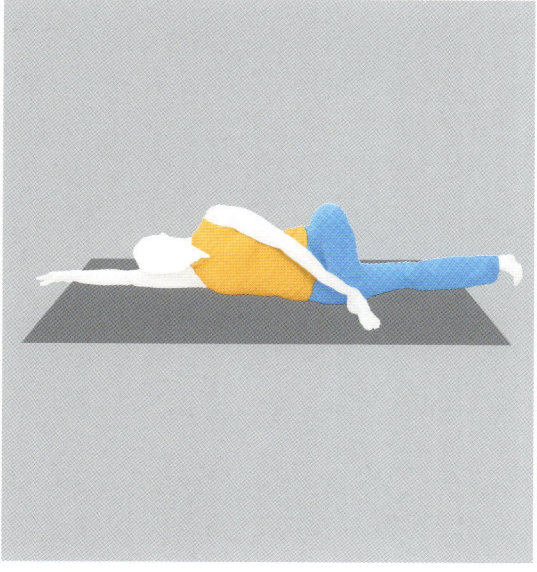

Ausgangsposition

> Begeben Sie sich in die Seitlage und lassen Sie Ihren Kopf entspannt auf Ihrem Arm ruhen.
> Stellen Sie nun die Fußsohle des oberen Beines vor der Hüfte auf den Boden, wobei die obere Hand den Knöchel hält.
> Streben Sie mit dem Scheitel nach oben, mit dem angewinkelten Fuß des gestreckten Beins nach unten, lassen Sie Ihre Wirbelsäule lang werden.
> Atmen Sie in dieser Position ein.

Endposition

> Mit der Ausatmung wird Ihr Bauch flach und Sie heben das untere Bein leicht an.
> Schieben Sie die Ferse während der Bewegung nach unten, aus dem Körper heraus.
> Halten Sie die Körperspannung und senken Sie das Bein zurück in die Ausgangsstellung, ohne es komplett abzulegen.

Wiederholen Sie die Übung auf der anderen Seite.

Achtung: Während den Übungen in der Seitlage sollten die Schulter- bzw. Hüftgelenke immer senkrecht übereinander stehen.

Hüftadduktoren

abduktoren, die auf den weiteren Seiten vorgestellt werden. Trainieren Sie also immer beide Muskelgruppen, dann belohnen Sie sich mit schlanken, straffen Beinen und bereiten sich auf die Anforderungen vieler Sportarten angemessen vor.

Level II

Ausgangsposition

> Begeben Sie sich in die Seitlage und lassen Sie Ihren Kopf entspannt auf Ihrem Arm ruhen.
> Die obere Hand stützt vor dem Brustkorb auf dem Boden, das obere Bein ist hüfthoch angehoben.
> Streben Sie mit dem Scheitel nach oben, mit dem angewinkelten Fuß des oberen Beines nach unten, lassen Sie Ihre Wirbelsäule lang werden.
> Atmen Sie in dieser Position ein.

Endposition

> Mit der Ausatmung wird Ihr Bauch flach und Sie heben das untere Bein gestreckt zum oberen Bein.
> Schieben Sie die Ferse bei der Bewegung nach unten, aus dem Körper heraus.
> Halten Sie die Körperspannung und senken Sie das untere Bein zurück in die Ausgangsstellung, ohne es komplett abzulegen.

Wiederholen Sie die Übung auf der anderen Seite.

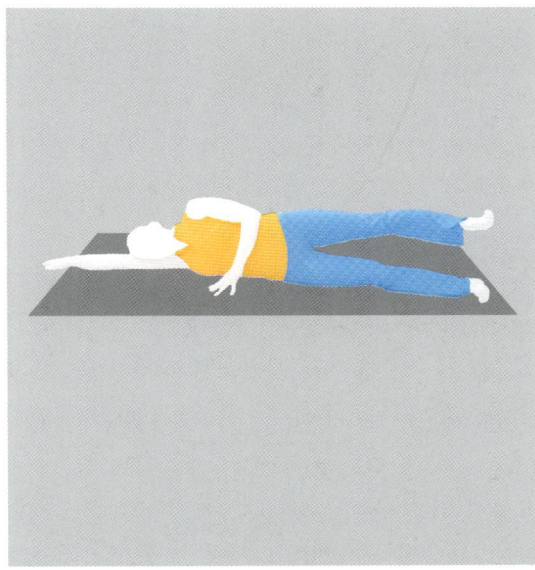

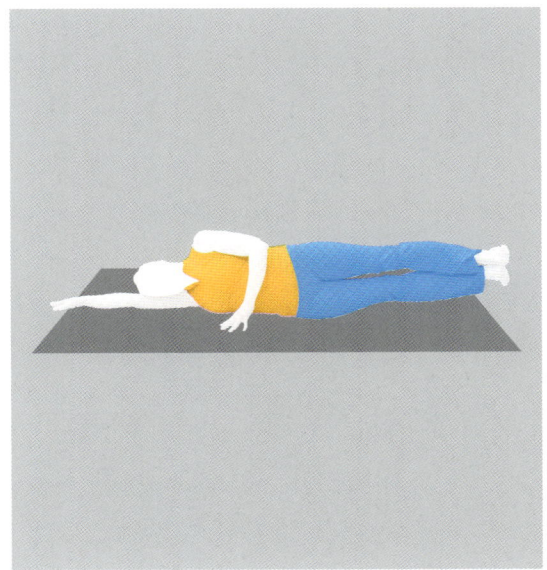

Gesäß & Beine
Hüftadduktoren

Level III

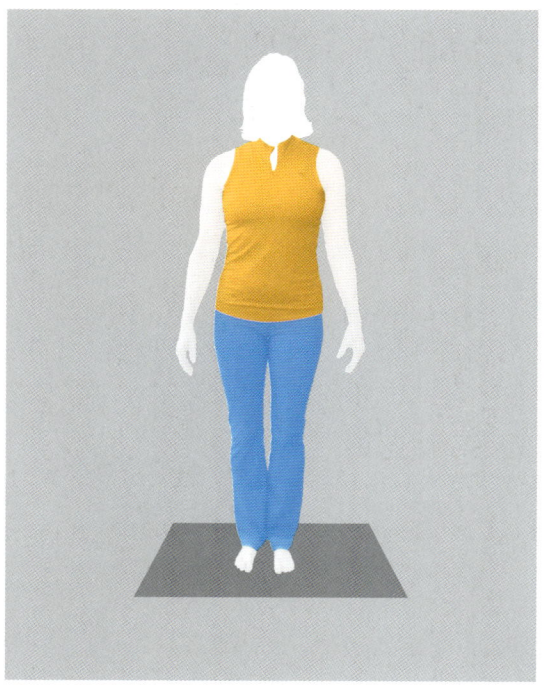

Ausgangsposition

> Stellen Sie sich aufrecht hin, die Füße hüftbreit auseinander. Die Fußspitzen zeigen nach vorne.
> Die Arme sind neben dem Körper.
> Atmen Sie in dieser Position ein.

Endposition

> Mit der Ausatmung machen Sie einen Ausfallschritt zur linken Seite.
> Knie und Fußspitze des linken Beins zeigen nach vorne oder leicht nach außen.
> Der Oberkörper bleibt aufrecht, das Becken stabil.
> Mit der Einatmung bringen Sie das linke Bein zurück in die Ausgangsstellung.

Wiederholen Sie die Übung auf der anderen Seite.

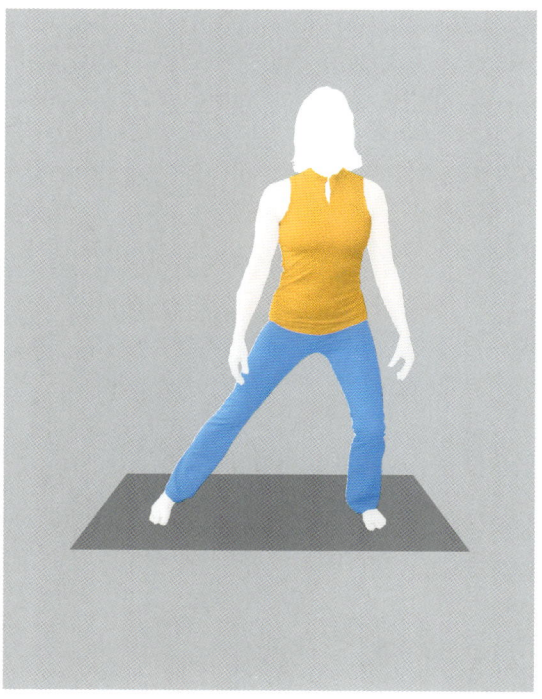

Hüftadduktoren

Alternativen

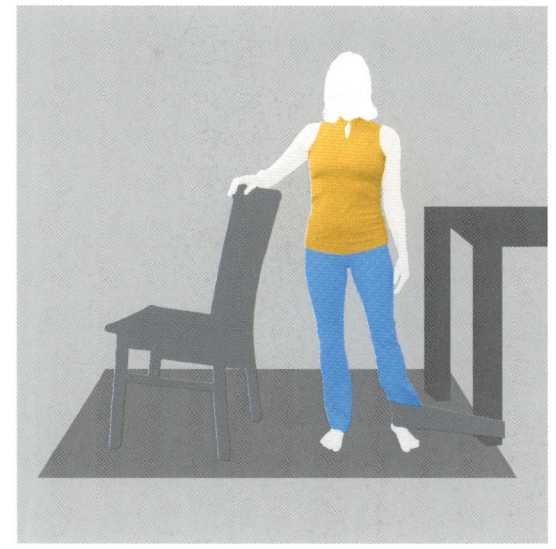

Die Übung mit dem Thera-Band® ermöglicht Ihnen, den Belastungsgrad der Übung sehr fein zu dosieren. Je leistungsfähiger Sie werden, desto stärker kann der Widerstand des Bandes sein.

Bänder gibt es mit unterschiedlichen Stärken. Beachten Sie bitte: Je länger das Band gedehnt wird, umso mehr steigt der Widerstand. Einzeln oder doppelt angewandt, lässt sich der Kraftreiz zusätzlich verändern.

Befestigen Sie das Thera-Band® z. B. an einem stabilen Tischbein und steigen Sie mit dem Spielbein (arbeitendes Bein) in die Schlinge hinein. Achten Sie darauf, dass die Befestigung des Thera-Band® in gleicher Höhe wie Ihr Fußgelenk verläuft und das Band nicht verdreht ist. Bringen Sie in der Ausgangsstellung Spannung in das Thera-Band® und bewegen Sie das Spielbein gegen den Widerstand in Richtung Standbein. Halten Sie während der Übung Ihr Standbein leicht gebeugt und sichern Sie das Kniegelenk des arbeitenden Beines durch eine bewusst ausgeführte Muskelspannung.

Uschis Coaching-Tipp

Der kräftigste und größte Muskel der Oberschenkelinnenseite ist auch als ein Strecker der Hüfte aktiv. Für eine starke und straffe Beininnenseite sollten Sie deshalb unbedingt auch die Übungen Lunge und Squat anwenden. Dort ist der große Adduktor auch mit von der Partie.

Gesäß & Beine
Hüftabduktoren/Gesäß

Mit den Übungen auf den nächsten Seiten kräftigen Sie Ihren Po. Das hat Vorteile, weil ein wohlgeformter Po nicht nur gut aussieht, sondern Ihnen gute muskuläre Dienste leistet. Die Gesäßmuskulatur sichert zusammen mit den vorher beschriebenen Hüftadduktoren und anderen Hüft-

Level I

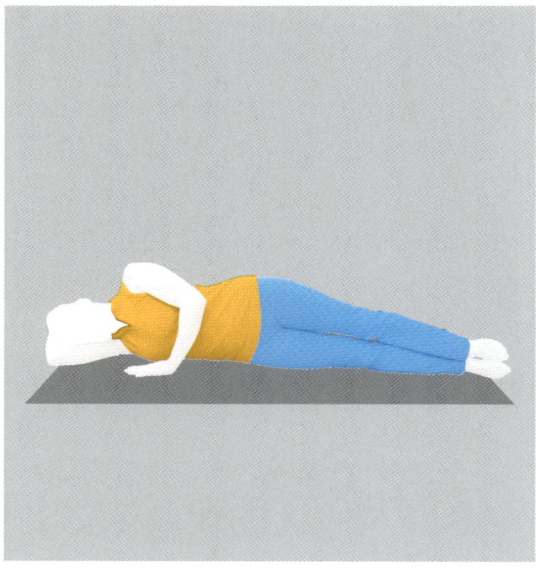

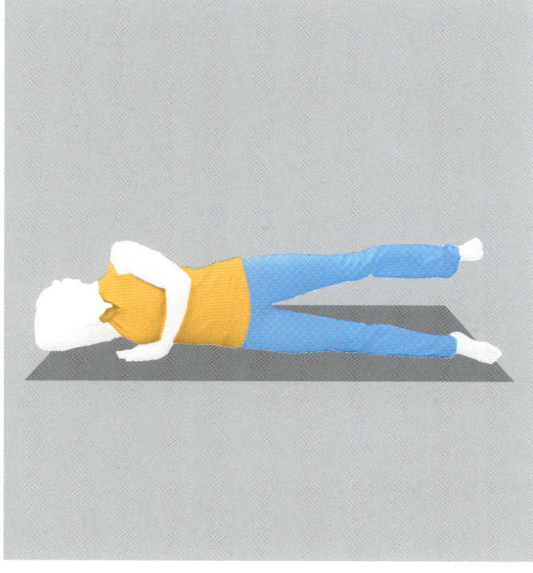

Ausgangsposition

> Begeben Sie sich in die Seitlage und lassen Sie Ihren Kopf entspannt auf Ihrem Arm ruhen. Dabei soll der Körper eine Linie bilden – vom Kopf über die Hüfte, die Knie bis zu den Füßen. Orientieren Sie sich dabei an der Vorderkante Ihrer Matte.
> Die obere Hand stützt vor dem Brustkorb auf dem Boden.
> Streben Sie mit dem Scheitel nach oben, mit den Füßen nach unten, lassen Sie Ihre Wirbelsäule lang werden.
> Atmen Sie in dieser Position ein.

Endposition

> Mit der Ausatmung wird Ihr Bauch flach und Sie heben das obere Bein bis auf Hüfthöhe an.
> Schieben Sie die Ferse während der Bewegung nach unten, aus dem Körper heraus.
> Halten Sie die Körperspannung und senken Sie das Bein zurück in die Ausgangsstellung, ohne es komplett abzulegen.

Wiederholen Sie die Übung auf der anderen Seite.

Achtung: Während den Übungen in der Seitlage sollten die Schulter- bzw. Hüftgelenke immer senkrecht übereinander stehen.

Hüftabduktoren/Gesäß

muskeln die Stabilität des Hüftgelenks. Die Pomuskulatur unterstützt den aufrechten Stand, hilft bei der Fortbewegung und beim Bücken und entlastet nicht zuletzt die Wirbelsäule. Gute Gründe, diese Muskelgruppe zu trainieren!

Level II

Ausgangsposition

> Gehen Sie in die Bankstellung: Die Hände sind unter den Schultern, die Ellenbogen leicht gebeugt, die Knie unter den Hüften.
> Die Wirbelsäule bleibt gerade, leichte Bauchspannung.
> Atmen Sie in dieser Position ein.

Achtung: Schonen Sie Ihre Handgelenke beim Stützen! Dazu spreizen Sie Ihre Finger, legen sie lang ab und drücken die Hände fest in den Boden. Nur die Mitte der gesamten Handfläche zieht leicht vom Boden weg. Lassen Sie Ihre Hände zu »Saugnäpfen« werden.

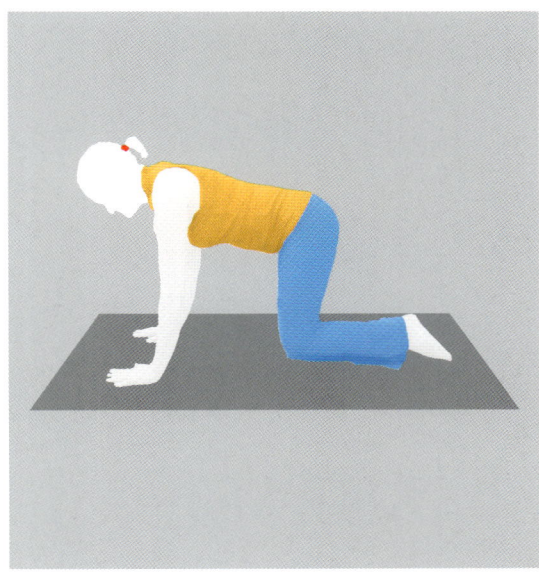

Endposition

> Mit der Ausatmung wird Ihr Bauch flach und Sie heben das rechte Bein seitlich bis etwas unter Hüfthöhe an.
> Halten Sie Ihren Oberkörper ruhig, d. h. immer parallel zum Boden, und den Körperschwerpunkt in der Mitte.

Wiederholen Sie die Übung auf der anderen Seite!

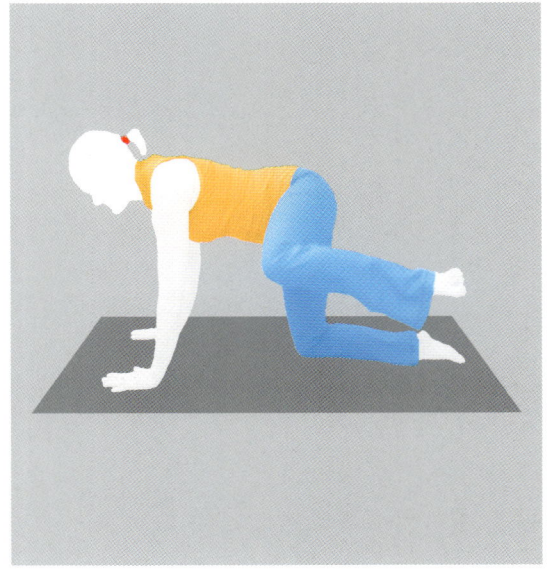

Gesäß & Beine
Hüftabduktoren/Gesäß

Level III

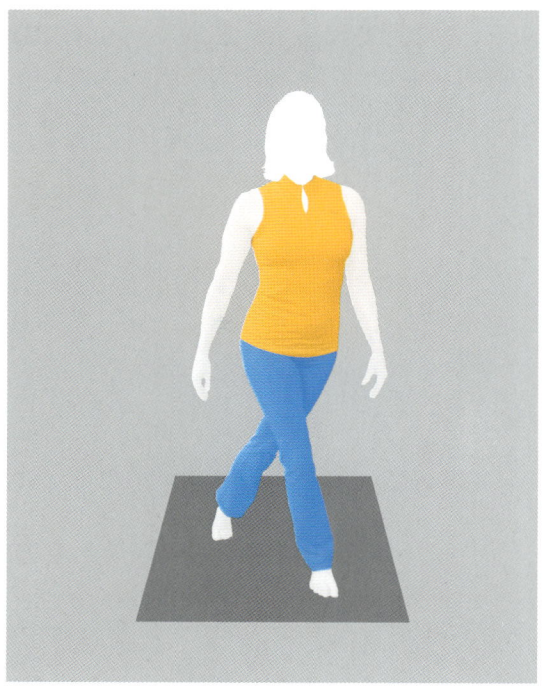

Ausgangsposition

> Im aufrechten Stand kreuzen Sie mit einem mittelgroßen Schritt das rechte Bein vor dem linken. Dabei die vordere, rechte Fußsohle komplett belasten. Die Ferse des hinteren Fußes ist in der Luft.
> Die Arme sind lang neben dem Körper.

Endposition

> Mit der Einatmung schieben Sie das hintere, linke Knie senkrecht zum Boden und beugen gleichzeitig das vordere Bein!
> Mit der Ausatmung strecken Sie die Beine zurück in die Ausgangsstellung.
> Halten Sie Ihren Oberkörper bei der Bewegung stabil und bleiben Sie im Gleichgewicht.

Wiederholen Sie die Übung auf der anderen Seite.

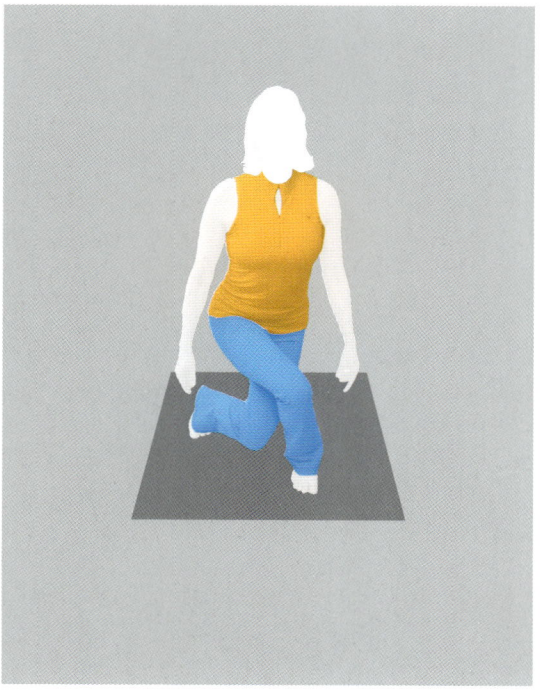

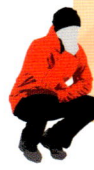

Uschis Coaching-Tipp
Die Gesäßmuskeln sind im Alltag trotz ihrer Wichtigkeit häufig unterbeansprucht. Deshalb ist es besonders empfehlenswert, die Abduktoren in ein ausgewogenes Training zu integrieren, am besten in Kombination mit Übungen für die Adduktoren.

Hüftabduktoren/Gesäß

Alternativen

Mit einem Thera-Band®, einem Rubberband oder evtl. auch einem zu einer Schlinge geknoteten Damenstrumpf lässt sich die Alternative sehr punktgenau für das Training der Gesäßmuskulatur nutzen.

Steigen Sie mit beiden Füßen in die Schlinge des Gummibandes und legen Sie es um beide Oberschenkel. Nehmen Sie dann einen aufrechten Stand in leichter Grätsche ein. Verlagern Sie das Gewicht vorsichtig auf ein Bein und heben und senken Sie das andere, freie Bein gegen den Widerstand des Gummibandes.

Achten Sie darauf, das Spielbein leicht nach hinten zu spreizen. Fast so, als wollten Sie einen Schlittschuhschritt machen. Halten Sie während der Bewegung das Standbein leicht gebeugt und sichern Sie das Kniegelenk des arbeitenden Beines durch Muskelspannung.

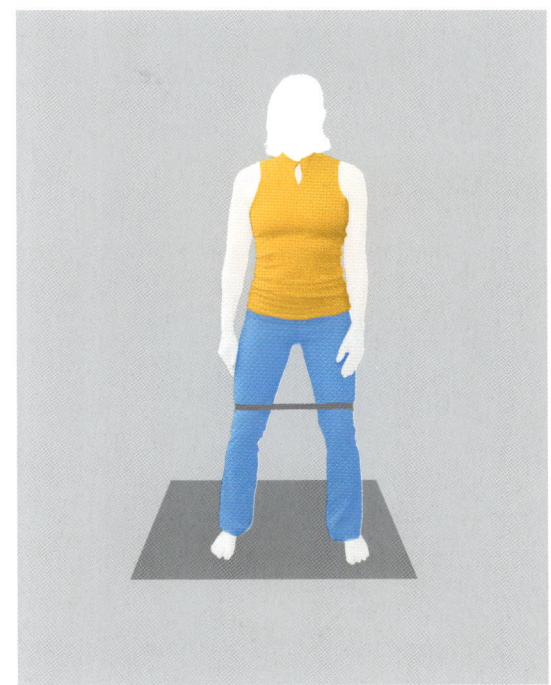

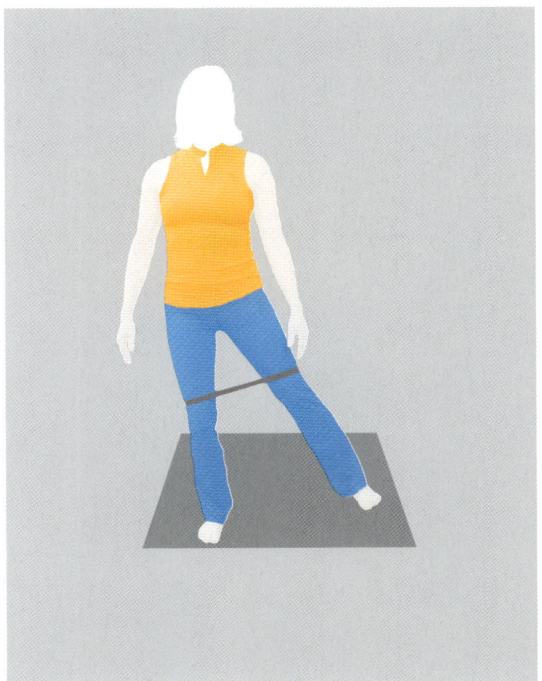

Ganzkörperübungen
Tisch

Bei dieser Übung wird Ihr Körper zum »Tisch«: Beine und Arme bilden die vier Tischbeine, der Oberkörper wird zur Tischplatte. Um diesen »Tisch« aufzubauen, wird die Aktivierung vieler Muskeln im Körper benötigt wie z. B. die gesamte Bauchmuskulatur, die Rückenmuskeln, das Gesäß, aber

Level I

Ausgangsposition

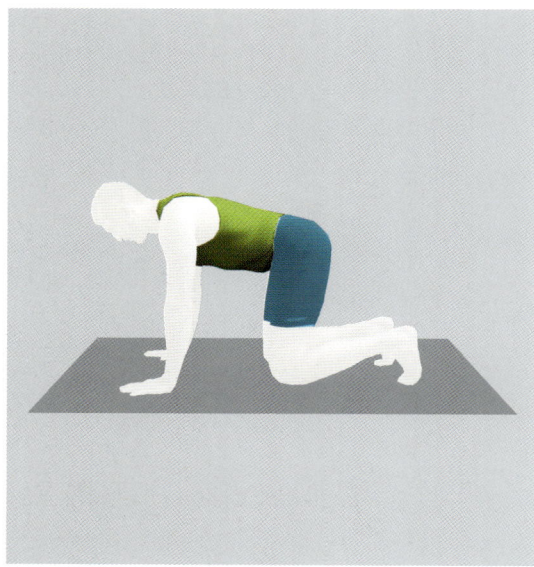

> Gehen Sie in die Bankstellung: Die gespreizten Hände sind unter den Schultergelenken platziert, Arme leicht gebeugt, die Knie jeweils unter den Hüftknochen.
> Der Blick ist zum Boden gerichtet bei langem Nacken und leichtem Doppelkinn.
> Halten Sie eine leichte Bauchspannung.
> Atmen Sie in dieser Position ein.

Endposition

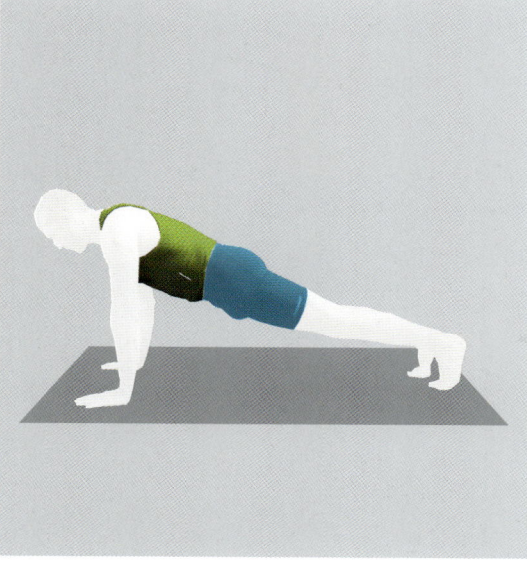

> Mit der Ausatmung erhöhen Sie die Bauchspannung und stellen Ihre Fußballen mit gestreckten Beinen nacheinander (rechts, links) nach hinten – Rumpf und Becken bleiben stabil.
> Die Schultergelenke bleiben über den Handgelenken.
> Es entsteht eine glatte »Tischplatte« vom Hinterkopf bis zu den Fersen.
> Mit der Einatmung beugen Sie die Beine nacheinander (rechts, links) wieder zurück in die Bankstellung. Auch hier bleiben Rumpf und Becken ruhig.

Achtung: Während des gesamten Bewegungsablaufs bleibt der Bauch flach!

Wiederholen Sie diese Übung auf der anderen Seite, d. h. Fußballen jetzt links, rechts nach hinten aufstellen und links, rechts zurück in die Bankstellung.

auch Muskeln im Schulter-Nackenbereich. So erscheint es logisch, dass der »Tisch« der Übungsgruppe der Ganzkörperübungen zugeordnet wird. Hatten Sie während der Übung Ihren »Tisch« so stabil, dass zwei bis drei imaginäre Champagnergläser darauf stehen können.

Level II

Ausgangsposition

> Sie beginnen in der Bankstellung mit angehobenen Knien.
> Die gespreizten Hände sind unter den Schultergelenken, die Arme leicht gebeugt.
> Der Blick ist zum Boden gerichtet bei langem Nacken und leichtem Doppelkinn.
> Halten Sie eine leichte Bauchspannung.
> Atmen Sie in dieser Position ein.

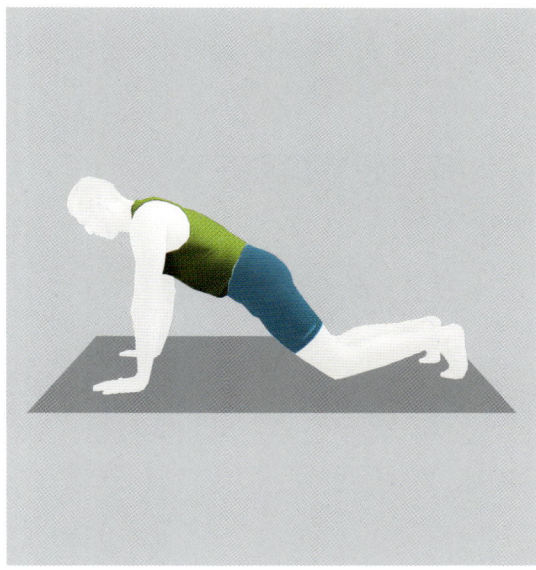

Endposition

> Mit der Ausatmung strecken Sie beide Beine aus, wobei die Position der Füße bzw. des Rumpfes und des Beckens unverändert bleibt. Stellen Sie sich vor, Ihre Champagnergläser auf dem Tisch dürfen weder wackeln, noch herunterfallen.
> Mit der Einatmung beugen Sie beide Bein gleichzeitig zurück in die Ausgangsstellung ohne die »Tischplatte« zu bewegen.

Achtung: Während des gesamten Bewegungsablaufs bleibt der Bauch flach!

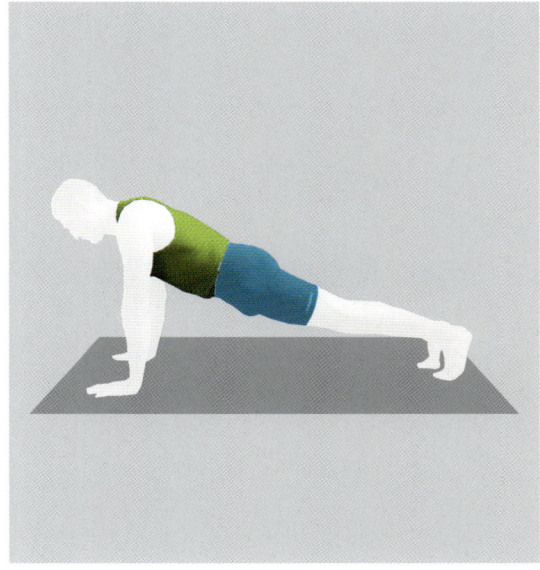

Ganzkörperübungen
Tisch

`Level III`

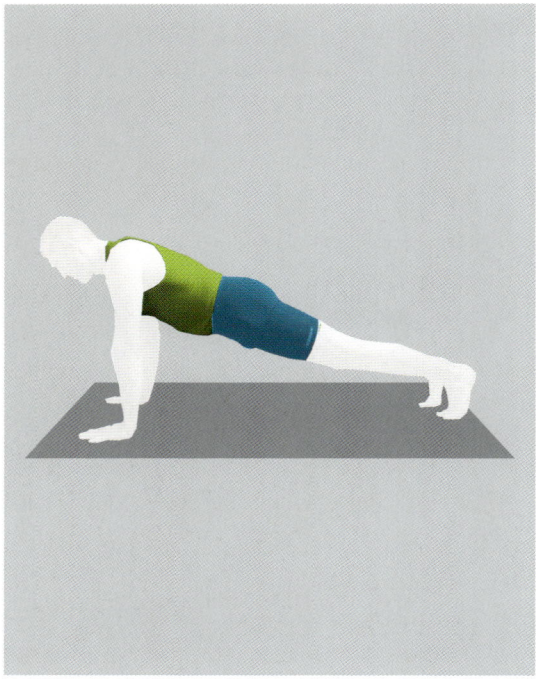

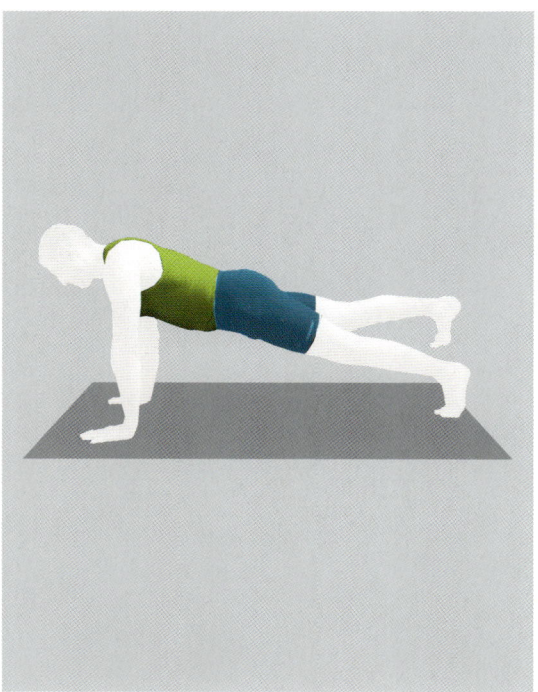

Ausgangsposition

> Kommen Sie aus der Bankstellung in die Tischposition: Die gespreizten Hände sind unter den Schultergelenken platziert, die Arme leicht gebeugt. Scheitel und Fersen streben auseinander.
> Der Blick ist zum Boden gerichtet bei langem Nacken und leichtem Doppelkinn.
> Halten Sie eine leichte Bauchspannung.
> Atmen Sie in dieser Position ein.

Achtung: Pressen Sie auch Ihre Handballen in den Boden, um eine Überlastung der Handgelenke zu vermeiden.

Endposition

> Mit der Ausatmung heben Sie Ihr rechtes Bein gestreckt nach oben und schieben dabei die Ferse nach hinten, aus dem Körper heraus.
> Die Schultergelenke bleiben über den Handgelenken. Kopf, Rumpf und linkes Bein bleiben stabil, der Bauch flach.
> Mit der Einatmung senken Sie das rechte Bein zurück in die Ausgangsstellung.

Achtung: Während des gesamten Bewegungsablaufs bleibt der Bauch flach!

Führen Sie nun die Übung mit dem linken Bein durch.

Tisch

Alternativen

Die folgenden »Tisch«-Alternativen eignen sich zum Spannungsaufbau für zwischendurch zu Hause, im Büro oder auch beim Joggen oder Walken im Freien. Als Hilfsmittel im Indoorbereich eignen sich stabile Möbelstücke wie ein Stuhl, eine Bank oder auch ein Tisch, beim Outdoortraining können Sie Brückengeländer, Baumstümpfe oder auch Parkbänke nutzen. Überprüfen Sie vor Übungsbeginn aber immer die jeweilige Stabilität des Hilfsmittels.

In der Stützposition fixieren Sie Ihren Rumpf und Ihr Becken und heben wie beim Tisch in Level III ein Bein nach dem anderen an. Dabei leitet das Herausschieben der Ferse die Bewegung des Beines nach oben ein. Noch schwerer ist es, wenn Sie das angehobene Bein nach vorne neben den Rumpf ziehen. Bleiben Sie während der Beinbewegung stabil wie ein Tisch und atmen Sie gleichmäßig ein und aus.

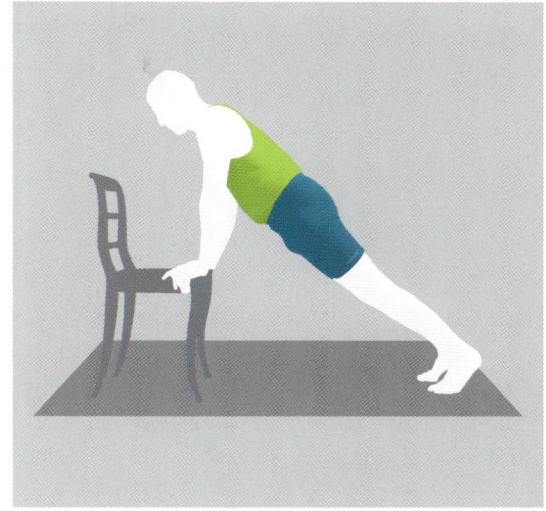

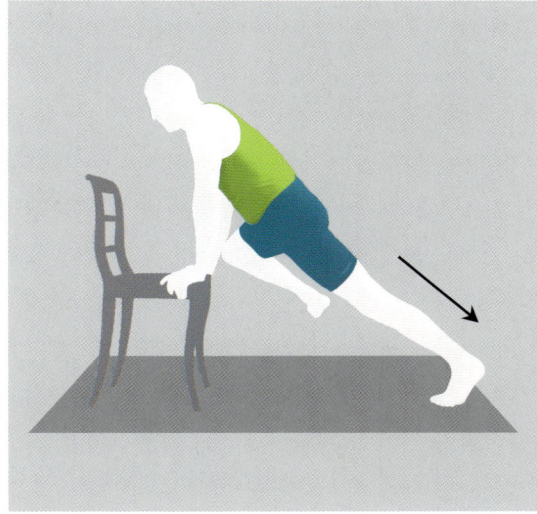

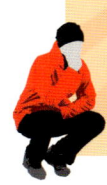

Uschis Coaching-Tipp

Bei der Bewegungsausführung sollten Sie immer die Champagnergläser auf Ihrem Tisch »im Auge« haben! Egal was mit den »Tischbeinen« passiert, die Gläser müssen stehen bleiben. Übersetzt: Der Bauch bleibt während der Übung immer flach, der Kopf, der Rücken und das Becken stabil. Wenn Sie das berücksichtigen, werden Sie bald merken, dass es sich beim »Tisch« um eine sehr intensive Ganzkörperübung handelt.

Ganzkörperübungen
Liegestütz

Der Liegestütz ist eine grundlegende Kräftigungsübung für Schultern, Arme und Oberkörper. Sie stellt in allen Schwierigkeitsstufen hohe Anforderungen an das koordinative Zusammenspiel der beteiligten Muskeln und fördert die Körperspannung. Diese hilft Ihnen, Ihre Wirbelsäule

Level I

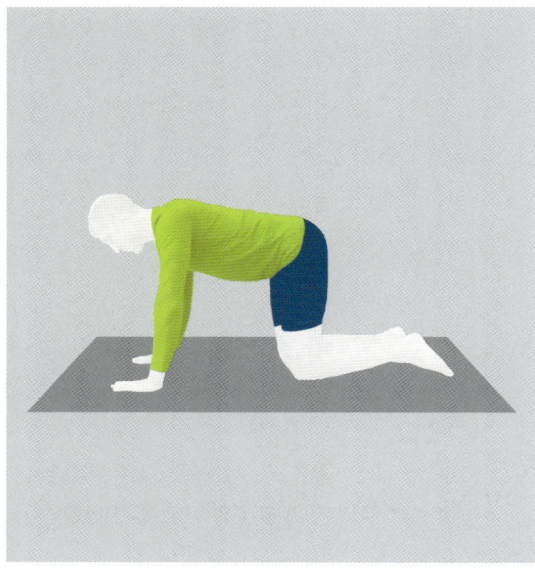

Ausgangsposition

> Gehen Sie rückenschonend in die Bankstellung: Die Handgelenke sind unter den Schultern, die Hände leicht nach innen gedreht, die Arme leicht gebeugt.
> Die Knie werden unter den Hüftgelenken platziert.
> Halten Sie Bauchspannung, d. h. den Bauch flach, als würden Sie kraftvoll ausatmen.
> Schieben Sie nun bewusst den Kopf und das Becken auseinander, sodass Ihre Wirbelsäule um ein, zwei Zentimeter länger wird.
> Atmen Sie in dieser Position ein.

Endposition

> Mit der Ausatmung beugen Sie nun Ihre Arme, wobei die Ellbogen leicht nach außen gehen.
> Senken Sie Ihr Brustbein zwischen die Hände ab.
> Die Bauchspannung beibehalten, Wirbelsäule und Becken bleiben stabil, der Kopf in Verlängerung der Wirbelsäule.
> Mit der Einatmung strecken Sie die Arme und kommen zurück in die Ausgangsposition.

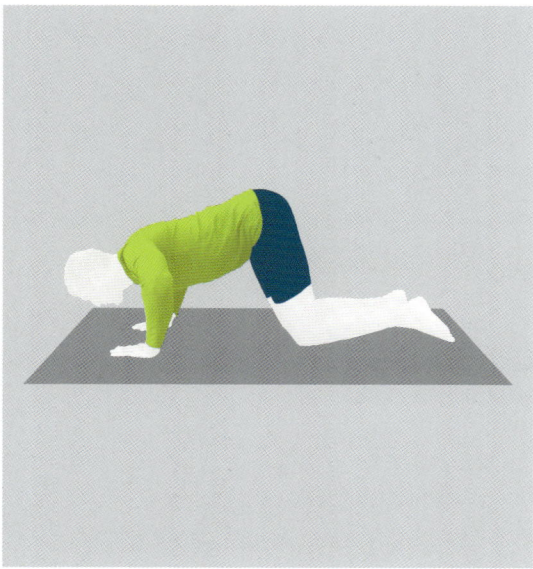

Liegestütz

gut zu verspannen und zu schützen. Führen Sie die Liegestützübungen immer hoch konzentriert aus und achten Sie während der Beuge- und Streckbewegung der Arme auf einen stabilen Oberkörper. Dann werden Sie schon nach einigen Wochen einen guten Trainingsfortschritt bemerken.

Level II

Ausgangsposition

> Gehen Sie rückenschonend in die Bankstellung: Die Handgelenke sind unter den Schultern, die Hände leicht nach innen gedreht, die Arme leicht gebeugt.
> Bauchspannung, d. h. Bauch flach, als würden Sie kraftvoll ausatmen
> Heben Sie nun Ihre Unterschenkel parallel in die Luft, so dass Oberschenkel, Gesäß, Oberkörper und Hinterkopf eine Linie bilden.
> Atmen Sie in dieser Position ein!

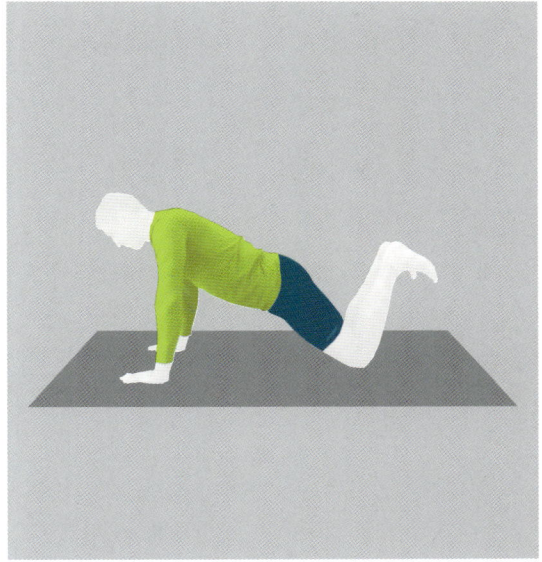

Endposition

> Mit der Ausatmung beugen Sie die Arme, wobei die Ellbogen leicht nach außen gehen.
> Senken Sie ihr Brustbein zwischen die Hände ab.
> Die Bauchspannung beibehalten (Bauch flach). Oberschenkel, Gesäß, Oberkörper und Kopf bilden eine Diagonale.
> Der Kopf bleibt während Bewegung stabil bzw. gerade.
> Mit der Einatmung strecken Sie Ihre Arme und kommen zurück in die Ausgangsposition.

Tipp: Achten Sie immer auf eine gleichmäßige Atmung und überfordern Sie sich nicht. Sie können jederzeit eine leichtere Liegestützvariante wählen.

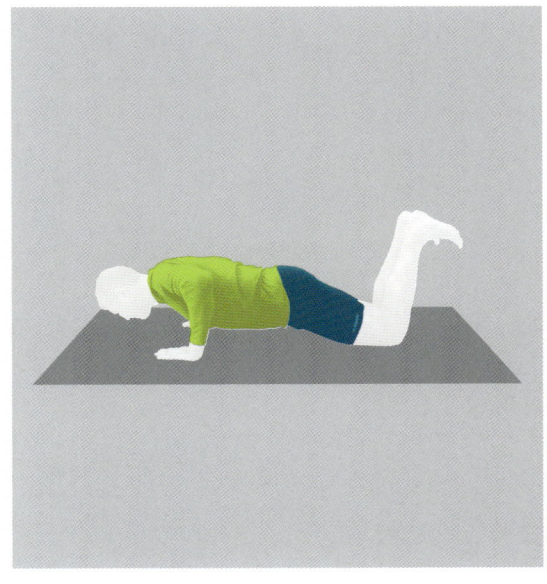

Ganzkörperübungen
Liegestütz

Level III

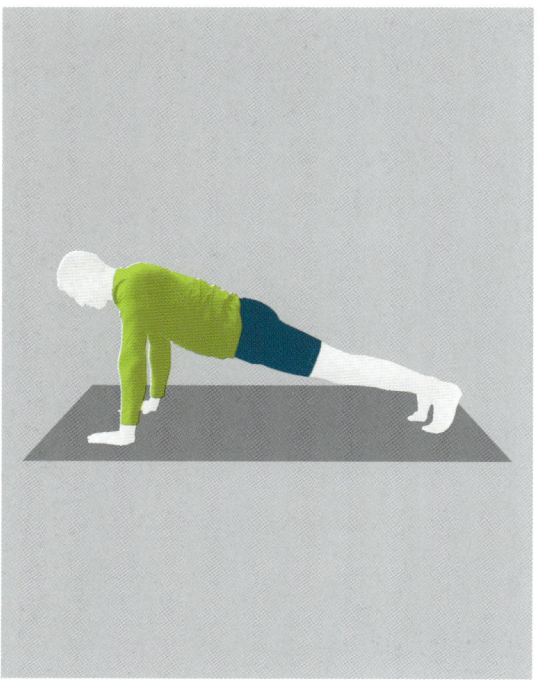

Ausgangsposition

> Gehen Sie rückenschonend in die Bankstellung: Die Handgelenke sind unter den Schultern, die Hände leicht nach innen gedreht, die Arme bleiben leicht gebeugt.
> Die Beine nacheinander nach hinten ausstrecken in die Liegestützhaltung (der Körper bildet eine Linie von den Fersen bis zum Scheitel).
> Halten Sie Bauchspannung, d. h. den Bauch flach, als würden Sie kraftvoll ausatmen.
> Schieben Sie nun ganz bewusst Ihre Fersen nach hinten und den Scheitel nach vorne/oben (leichtes Doppelkinn), verlängern Sie Ihre Wirbelsäule um ein, zwei Zentimeter!
> Atmen Sie in dieser Position ein.

Endposition

> Mit der Ausatmung beugen Sie Ihre Arme, die Ellbogen gehen leicht nach außen.
> Senken Sie Ihr Brustbein zwischen die Hände ab.
> Die Bauchspannung beibehalten (Bauch flach).
> Die Wirbelsäule bleibt während der Bewegung stabil bzw. gerade. Der Kopf bleibt in Verlängerung der Wirbelsäule.
> Mit der Einatmung strecken Sie Ihre Arme und kommen zurück in die Ausgangsposition.

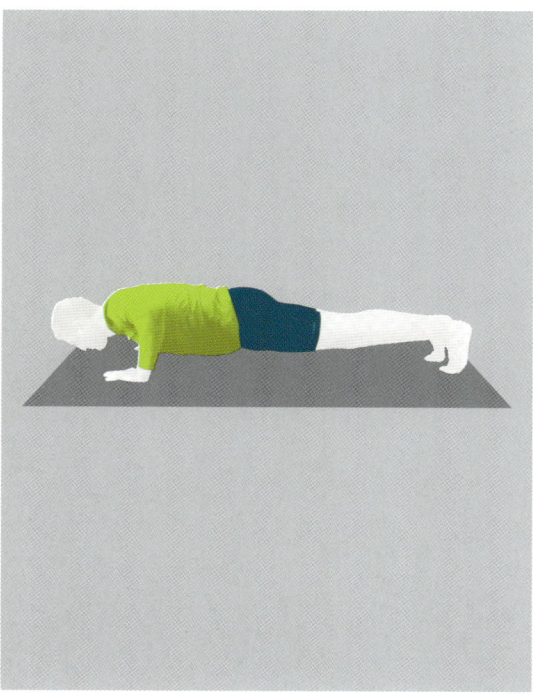

Liegestütz

Alternativen

Mit den folgenden Alternativen können Sie je nach Bedarf Abwechslung in Ihr Training bringen.

Führen Sie z. B. die Liegestütze in der Natur an einem Baum durch oder nutzen Sie einen stabilen Tisch, evt. sogar Ihren Bürotisch für das Oberkörpertraining. So lange Sie die grundlegende Technik der Übung beachten, können Sie kreativ werden!

Besitzen Sie bereits ein TRX® oder einen anderen Schlingen-Trainer und haben Erfahrung im Umgang mit diesem Trainingsgerät, können Sie das TRX® auch für die Übung Liegestütz verwenden. Bevor Sie sich an diese Variation wagen, sollten Sie allerdings den Liegestütz/Level III beherrschen.

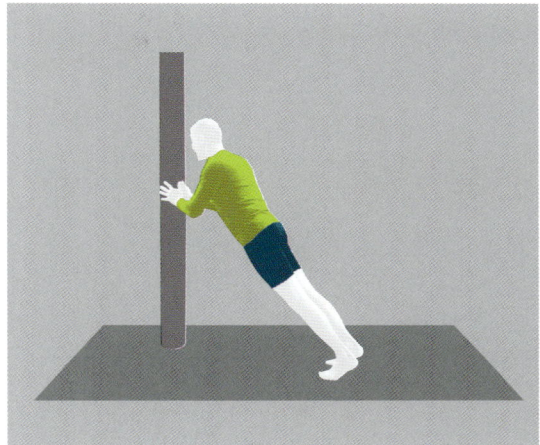

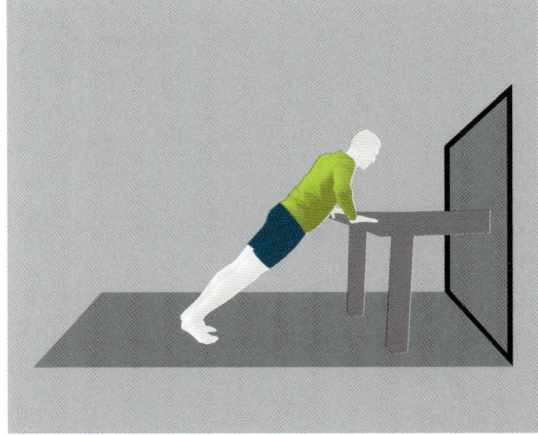

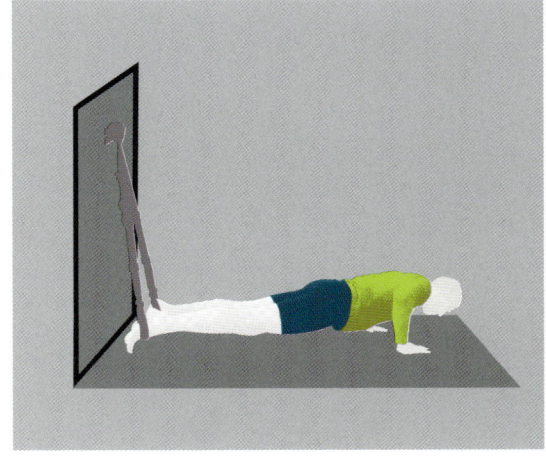

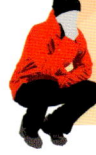

Uschis Coaching-Tipp
Achten Sie beim Liegestütz immer auf eine exakte und kontrollierte Ausführung. Legen Sie eine Pause ein, wenn Sie bemerken, dass Sie die Bauchspannung nicht mehr halten oder dass die Nase eher zum Boden will als der Rest des Körpers. Überfordern Sie sich nicht! Falscher Ehrgeiz belastet Ihre Gelenke und Ihre Wirbelsäule auf Dauer negativ und führt zu Schmerzen. Gehen Sie behutsam und bewusst mit Ihrem Körper um!

Ganzkörperübungen
Seitstütz

Der Seitstütz ist ein Fitness-Klassiker. Er stärkt nicht nur die Rumpfmuskeln und hier besonders die Seitneiger des Rumpfes, sondern auch den Schultergürtel und die Gesäßmuskulatur. Damit ist diese Übung für Menschen mit Rückenproblemen und für Sportler bestens geeignet. Eine sau-

Level I

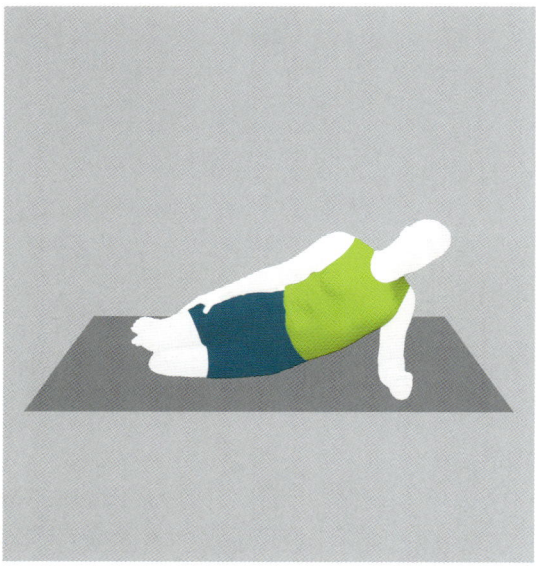

Ausgangsposition

> Legen Sie sich mit aufgestütztem linken Unterarm auf die linke Seite. Der linke Ellbogen ist unter der rechten Schulter, der Unterarm zeigt nach vorn. Der rechte Arm liegt seitlich am Körper.

> Beugen Sie nun die Unterschenkel nach hinten.

> Oberschenkel, vordere Rumpfseite und Nasenspitze bilden eine Linie. Stellen Sie sich vor, Sie würden mit der Körpervorderseite an einer Wand lehnen.

> Ziehen Sie nun die Schultern bewusst von den Ohren weg nach unten zu den Hüften und atmen Sie in dieser Position ein.

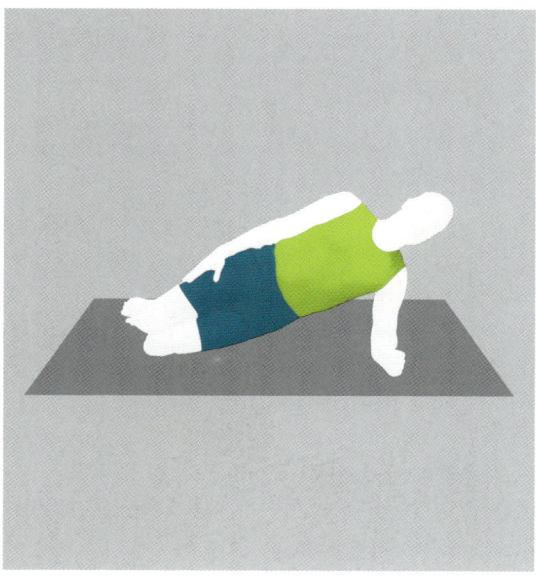

Endposition

> Mit der Ausatmung heben Sie die Hüfte und den Rumpf nach oben.

> Oberschenkel, Hüfte, Rumpf und Kopf bilden eine Diagonale, Hüften und Schultergelenke sind jeweils übereinander.

> Schieben Sie Ihren Kopf in dieser Position aktiv aus den Schultern nach oben heraus, die Schulterblätter gleichzeitig nach unten zum Gesäß.

> Beim Einatmen senken Sie den Körper zurück in die Ausgangsstellung.

Wiederholen Sie die Übung auf der anderen/rechten Seite.

Seitstütz

bere Bewegungsausführung ist beim Seitstütz besonders wichtig, damit Sie Beschwerden im Schulter, Nacken, Lenden- und Hüftbereich vermeiden können. Betrachten Sie sich deshalb in aller Ruhe die Details auf den Fotos und lesen Sie sorgfältig die Bewegungsanweisungen!

Level II

Ausgangsposition

> Legen Sie sich mit aufgestütztem linken Unterarm auf die linke Seite. Der linke Ellbogen ist unter der linken Schulter, der Unterarm zeigt nach vorn. Der rechte Arm liegt seitlich am Körper.
> Beugen Sie nun die Unterschenkel nach hinten.
> Oberschenkel, vordere Rumpfseite und Nasenspitze bilden eine Linie. Stellen Sie sich vor, Sie würden mit der Körpervorderseite an einer Wand lehnen.
> Ziehen Sie nun die Schultern bewusst von den Ohren weg nach unten zu den Hüften und atmen Sie in dieser Position ein.

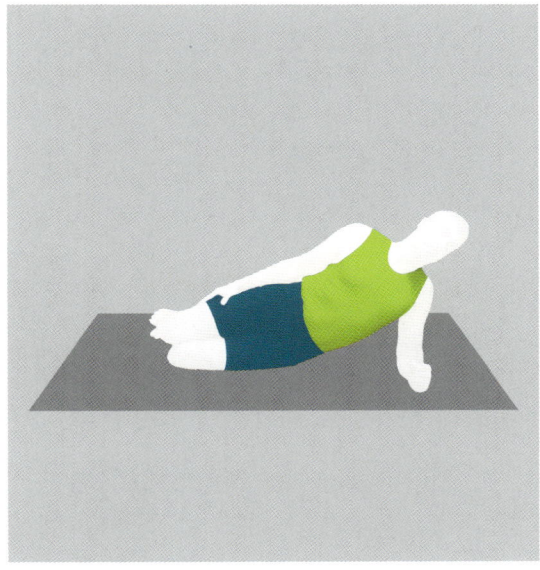

Endposition

> Mit der Ausatmung heben Sie Hüfte, Rumpf und oberes Bein nach oben.
> Oberschenkel, Hüfte, Rumpf und Kopf bilden eine Diagonale; Hüften und Schultergelenke sind übereinander.
> Schieben Sie Ihren Kopf in dieser Position aktiv aus den Schultern nach oben heraus, die Schulterblätter gleichzeitig nach unten zum Gesäß.
> Beim Einatmen senken Sie den Körper und das Bein zurück in die Ausgangsstellung.

Wiederholen Sie die Übung auf der anderen/rechten Seite.

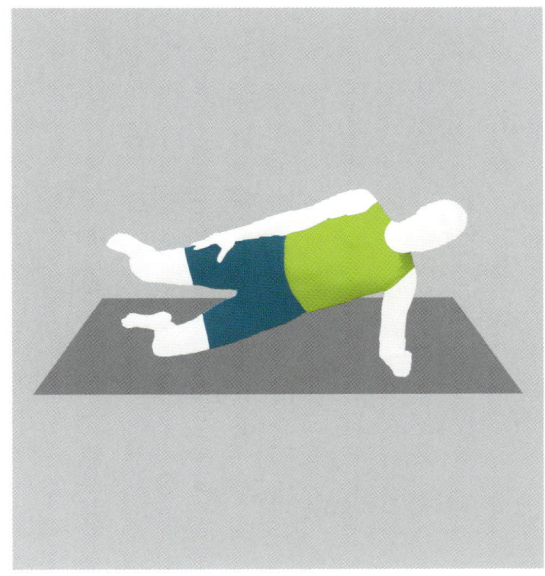

Ganzkörperübungen
Seitstütz

Level III

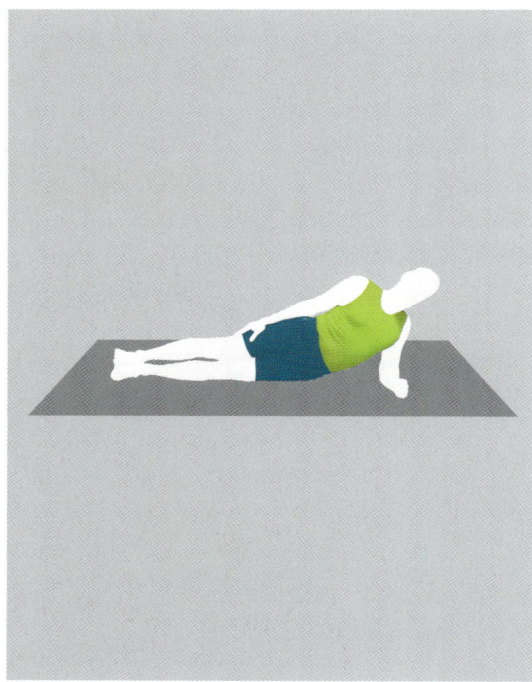

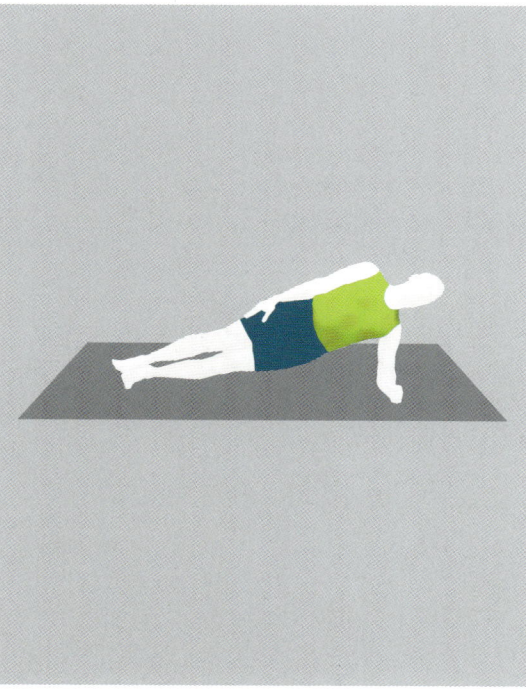

Ausgangsposition

> Legen Sie sich mit aufgestütztem linken Unterarm auf die linke Seite. Der linke Ellbogen ist unter der linken Schulter, der Unterarm zeigt nach vorn. Der rechte Arm liegt seitlich am Körper.
> Die Fußspitzen sind angezogen.
> Beine, vordere Rumpfseite und Nasenspitze bilden eine Linie. Stellen Sie sich vor, Sie würden mit der Körpervorderseite an einer Wand lehnen.
> Ziehen Sie nun die Schultern bewusst von den Ohren weg nach unten zu den Hüften und atmen Sie in dieser Position ein.

Endposition

> Mit der Ausatmung drücken Sie den rechten Unterarm und die rechte Fußaußenkante fest in den Boden und heben gleichzeitig Hüfte und Rumpf nach oben.
> Oberschenkel, Hüfte, Rumpf und Kopf bilden eine Diagonale, beide Hüften und beide Schultergelenke sind jeweils übereinander. Stellen Sie sich vor, dass Ihre gesamte Körperrückseite an einer Wand anliegt.
> Schieben Sie Ihren Kopf in dieser Position aktiv aus den Schultern nach oben heraus, die Schulterblätter gleichzeitig nach unten zum Gesäß.
> Beim Einatmen senken Sie den Körper zurück in die Ausgangsstellung. Die Körperspannung bleibt dabei weiterhin erhalten.

Wiederholen Sie die Übung auf der anderen/linken Seite!

Seitstütz

Alternativen

Eine echte Herausforderung für den Seitstütz finden Sie in den folgenden Variationen. Bitte wagen Sie sich erst daran, wenn Sie Level I–III sicher und ohne Ausweichbewegungen beherrschen. Und denken Sie beim Ausprobieren immer an eine gute Körperspannung.

Bei der ersten Seitstütz-Alternative heben Sie den Körper (wie in Level III) und das obere Bein aus der Seitlage nach oben. Bei der zweiten Alternative stützen Sie Ihren Körper mit einem gestreckten Arm, wobei der Körper in der Endposition eine Diagonale von der Fußaußenkante über die Hüfte, den Oberkörper bis hin zum Kopf bildet. Drücken Sie sich dabei aktiv aus der unteren Schulter heraus und machen Sie den Hals lang.

Noch anspruchsvoller wird es durch das zusätzliche Strecken des oberen Armes in der Endstellung. Stützarm und oberer Arm sollen idealerweise eine senkrechte Linie bilden.

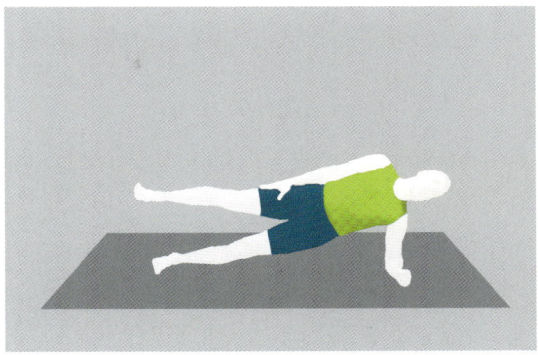

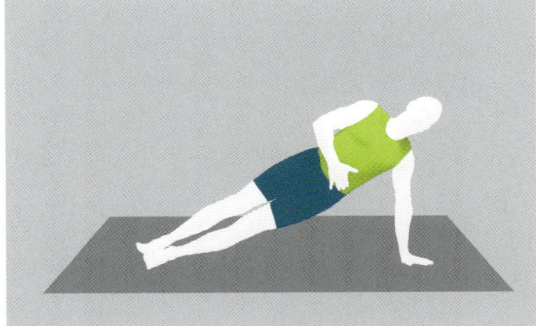

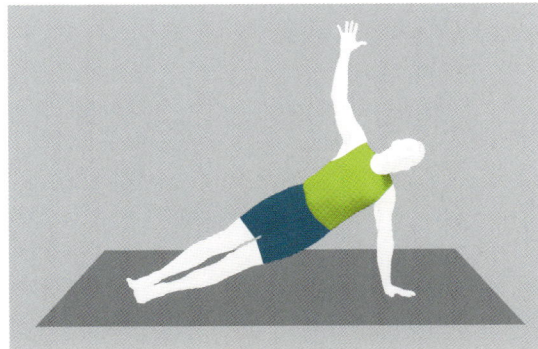

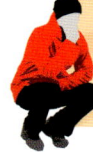

Uschis Coaching-Tipp

Achten Sie beim Seitstütz darauf, dass Ihr Kopf sowie Ihre Hals-, Brust- und Lendenwirbelsäule und das Becken immer in einer Linie sind. Am besten gelingt das, wenn Sie bereits in der Ausgangsstellung Ihren Scheitel und damit den Kopf aus den Schultern herausschieben und die Schultern von den Ohren weg nach unten zu den Hüften ziehen.
Kontrollieren Sie sich, wenn möglich, im Spiegel, und seien Sie erst zufrieden, wenn Ihre Haltung stimmt. Erst dann sollten Sie die Übung beginnen.

Ganzkörperübungen
Schulterbrücke

Die Schulterbrücke ist eine der wichtigsten und effektivsten Übungen im gesundheitsorientierten Training. Sie hält die Wirbelsäule beweglich, stärkt die Gesäß- bzw. Rückenmuskulatur und entspannt die Hüftbeuger.

Level I

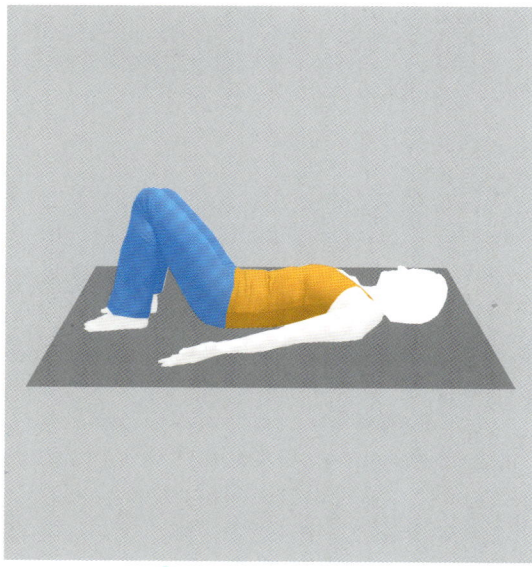

Ausgangsposition

> Legen Sie sich auf den Rücken, die Füße sind hüftbreit aufgestellt, die Beine parallel.
> Belasten Sie Ihre gesamten Fußsohlen.
> Die Arme liegen lang neben dem Körper.
> Atmen Sie in dieser Position ein.

Endposition

> Mit der Ausatmung ziehen Sie das Schambein zum Bauchnabel und rollen zuerst das Becken, dann das Steißbein und den gesamten Rücken Wirbel für Wirbel nach oben.
> Es entsteht eine schiefe Ebene von den Knien über die Hüfte, den flachen Bauch bis zu den Schultern.
> Atmen Sie in dieser Position ein.
> Mit der nächsten Ausatmung rollen Sie Ihren Oberkörper von der Halswirbelsäule beginnend wieder in Richtung Boden nach unten ab, bis der Rücken komplett und entspannt am Boden ruht.

Tipp: Lassen Sie sich gerade zu Beginn Ihres Trainings viel Zeit für das Auf- und Abrollen der Wirbelsäule. Lassen Sie den Atem dabei gleichmäßig kommen und gehen.

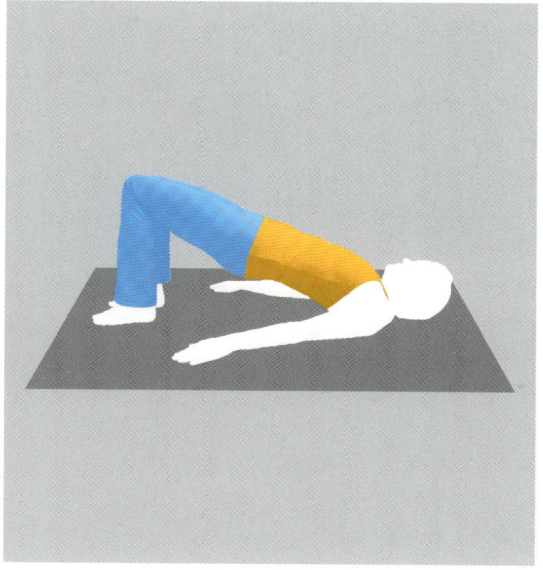

Schulterbrücke

Führen Sie diese Übung immer langsam und bewusst aus. Versuchen Sie mit jedem einzelnen Wirbelsäulensegment Kontakt aufzunehmen. Lassen Sie Ihren Atem fließen und spüren Sie in Ihre Wirbelsäule hinein!

Level II

Ausgangsposition

> Kommen Sie aus der Rückenlage in die Schulterbrücke (siehe Endposition Level I), die Füße sind hüftbreit aufgestellt, die Beine parallel.
> Belasten Sie Ihre gesamten Fußsohlen.
> Die Arme liegen lang neben dem Körper.
> Becken und sind Oberkörper angehoben (»schiefe Ebene«) mit leichter Bauchspannung.
> Atmen Sie in dieser Position ein.

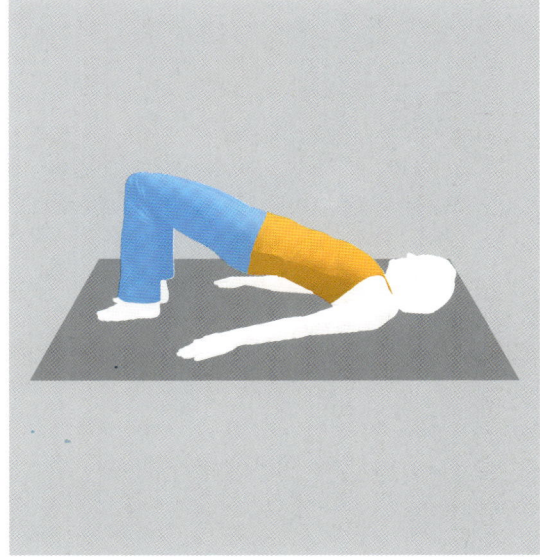

Endposition

> Mit der Ausatmung drücken Sie Ihren linken Fuß bewusst in den Boden und heben gleichzeitig Sie Ihr rechtes Bein gebeugt nach oben.
> Oberkörper und Becken bleiben stabil. Die beiden Beckenhälften halten die gleiche Höhe.
> Mit der nächsten Einatmung das rechte Bein senken und den Fuß absetzen.

Wiederholen Sie den Ablauf mit dem linken Bein.

Tipp: Die Schulterbrücke ist eine der effektivsten Übungen, um die Wirbelsäule beweglich zu halten und die Rückenmuskeln zu trainieren – das beste Mittel, Rückenschmerzen vorzubeugen.

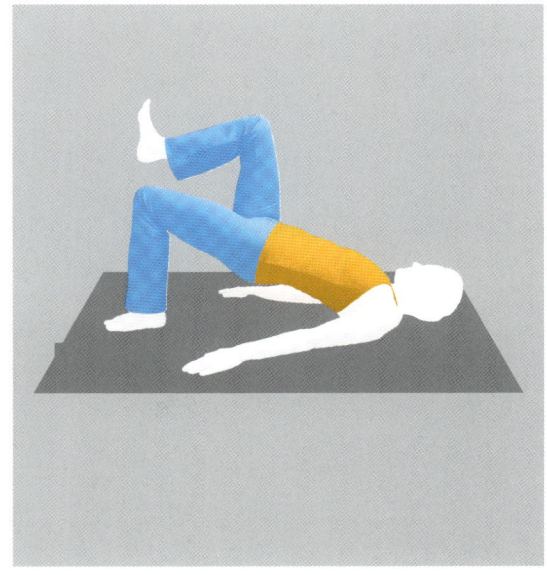

Ganzkörperübungen
Schulterbrücke

Level III

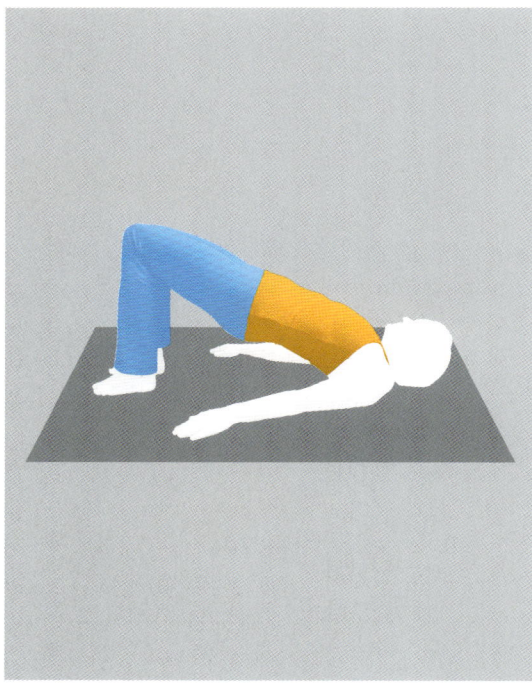

Ausgangsposition

> Beginnen Sie wie bei Level II bereits in der Schulterbrücke. Die Füße sind hüftbreit aufgestellt, beide Fußsohlen belastet, die Beine parallel und die Arme lang neben dem Körper.
> Becken und Oberkörper sind angehoben (»schiefe Ebene«) mit leichter Bauchspannung.
> Atmen Sie in dieser Position ein.

Endposition

> Mit der Ausatmung drücken Sie Ihren linken Fuß bewusst in den Boden und strecken gleichzeitig Ihr rechtes Bein nach oben.
> Oberkörper und Becken bleiben stabil, die beiden Beckenhälften halten die gleiche Höhe.
> Mit der nächsten Einatmung das rechte Bein senken und den Fuß absetzen.

Wiederholen Sie den Ablauf mit dem linken Bein.

Achtung: Die Schulterbrücke Level III benötigt eine sehr stabile Körpermitte. Arbeiten Sie mit voller Konzentration!

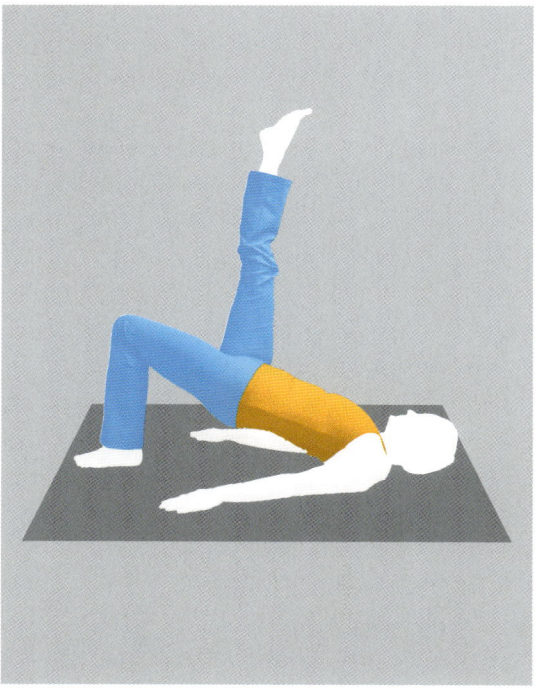

Schulterbrücke

Alternativen

Wenn Sie die Schulterbrücke Level I–III beherrschen und ohne Probleme die geforderten Wiederholungszahlen durchführen können, werden die folgenden Übungen Abwechslung in Ihr Training bringen:

Für die erste Alternative platzieren Sie in der Rückenlage Ihre Unterschenkel auf einem Fitball und heben mit der Ausatmung das Becken und den Oberkörper in die »Brückenposition«, d.h. es entsteht eine Diagonale von den Füßen, über das Becken, den Oberkörper bis zu den Schultern. Halten Sie die Position für eine Einatmung und senken Sie den Oberkörper mit dem Ausatmen zurück zum Boden.

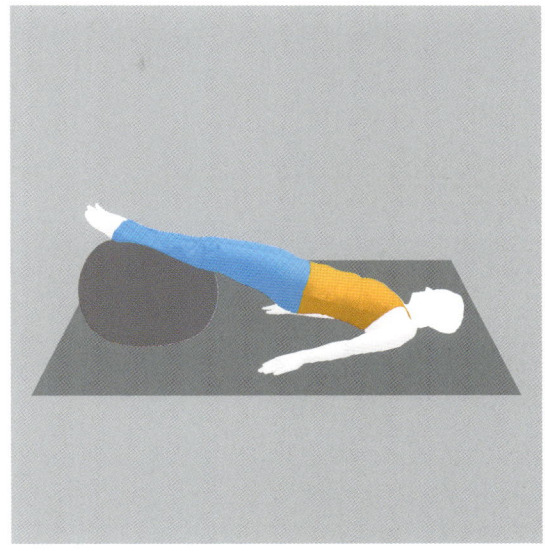

Den gleichen Bewegungsablauf können Sie mithilfe eines TRX® ausführen. Achten Sie dabei immer auf die sichere Befestigung des TRX®. Seien Sie besonders bei den ersten Versuchen ein wenig vorsichtig und suchen Sie sich für den »Notfall« eine Stabilisationshilfe (z. B. eine Wand) in der Nähe!

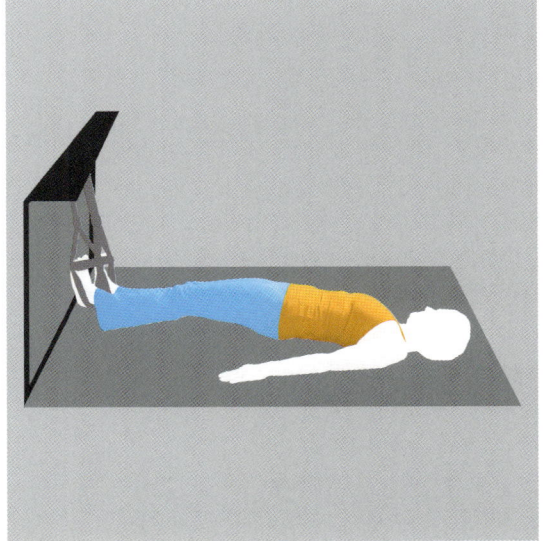

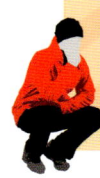

Uschis Coaching-Tipp
Erspüren Sie das Auf- und Abrollen der Wirbelsäule im Detail. Die Bewegung nach oben sollte sich anfühlen wie das Anheben der einzelnen Glieder einer Kette. Das Steißbein beginnt, dann folgen das Becken und schließlich die Wirbelkörper auf dem Weg. So lassen sich Fehlbewegungen und Belastungen des Rückens vermeiden.

Mobilisation & Körperwahrnehmung
Rolling down/up

Rolling down und Rolling up sind Übungsbezeichnungen aus der Pilates-Methode. Durch das Auf- und Abrollen bleibt die Wirbelsäule in ihrer optimalen Form (einer doppelt S-förmigen Krümmung) beweglich und elastisch. Die Wirbelsäule kann so die Stöße und Erschütterungen, die

Level I

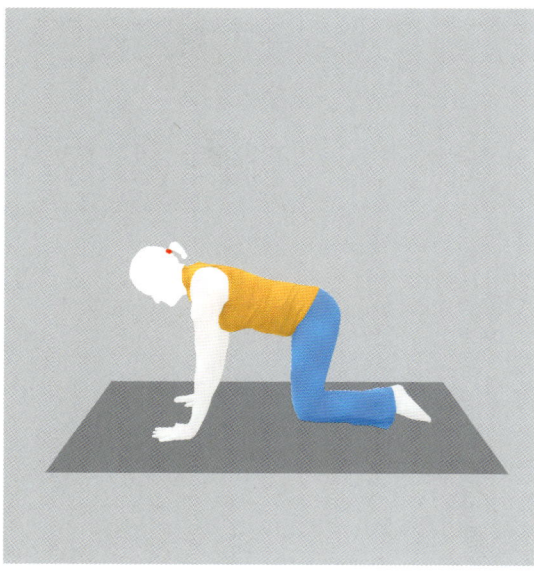

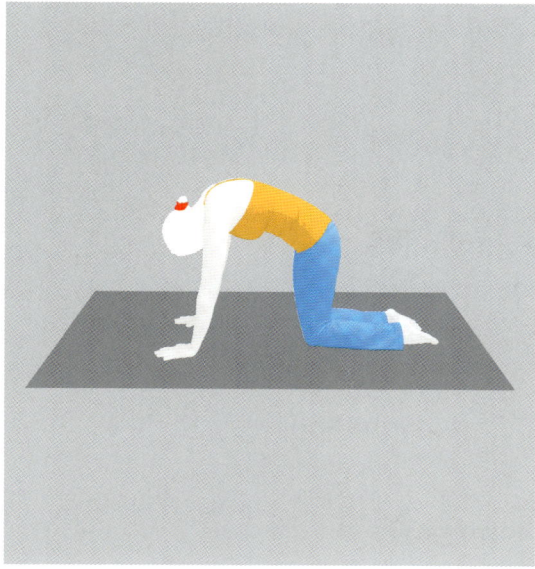

Ausgangsposition

> Gehen Sie in die Bankstellung. Die gespreizten Hände sind unter den Schultergelenken platziert, die Arme leicht gebeugt.
> Die Knie sind jeweils unter den Hüftknochen.
> Der Blick ist zum Boden gerichtet bei langem Nacken und leichtem Doppelkinn.
> Halten Sie leichte Bauchspannung.
> Atmen Sie in dieser Position ein.

Endposition

> Mit der Ausatmung ziehen Sie bewusst Ihren Bauchnabel nach innen und runden gleichzeitig die Lenden-, dann die Brust- und später die Halswirbelsäule (Kinn Richtung Brustbein, Kopf einrollen).
> Mit der nächsten Einatmung rollen Sie den Oberkörper von der Lendenwirbelsäule, über Brust- und Halswirbelsäule bis zum Kopf wieder zurück in die Ausgangsstellung. Dabei streben Scheitel und Steißbein auseinander, die Wirbelsäule wird in die Länge gezogen.

Rolling down/up

in Alltag und Sport beim Gehen, Laufen und Springen immer wieder auftreten, besser abdämpfen und puffern. Je spannkräftiger der Rücken ist, desto besser. Fühlen Sie in Ihren Körper hinein und erspüren Sie die verschiedenen Bewegungen Ihrer Wirbelsäule.

Level II

Ausgangsposition

> Stellen Sie sich mit dem Rücken bei aufgerichteter Wirbelsäule an eine Wand. Die Füße werden hüftbreit auseinander platziert, die Beine sind leicht gebeugt.
> Die Fersen haben zirka 20 cm Abstand zur Wand. Gesäß, kompletter Rücken und Hinterkopf berühren die Wand.
> Atmen Sie in dieser Position ein.

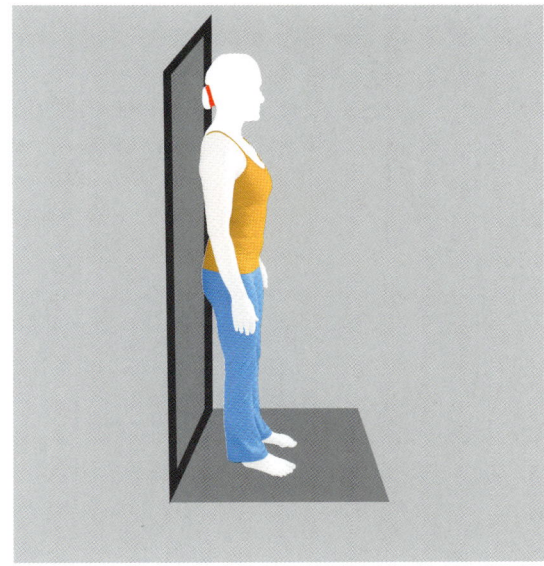

Endposition

> Mit der Ausatmung lassen Sie den Bauch flach werden und rollen Ihre Wirbelsäule Wirbel für Wirbel nach unten ab, zuerst der Kopf, dann Brust- und Lendenwirbelsäule.
> Die Beine bleiben leicht gebeugt, das Gesäß immer an der Wand.
> In der Endposition tief in den Brustkorb einatmen und mit der Ausatmung die Wirbelsäule langsam und flüssig nach oben in die Ausgangsstellung aufrollen (dabei jeden einzelnen Wirbel zurück an die Wand bringen).

Tipp: Wenn Sie viel sitzen oder lange im Stehen arbeiten, sollten Sie diese Übung regelmäßig anwenden.

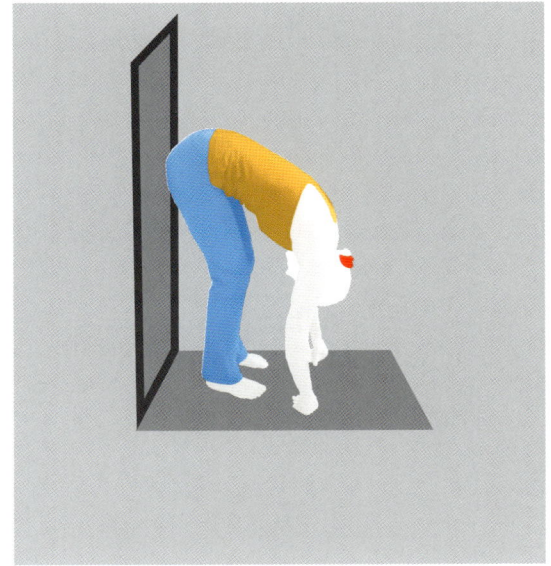

Mobilisation & Körperwahrnehmung
Rolling down/up

Level III

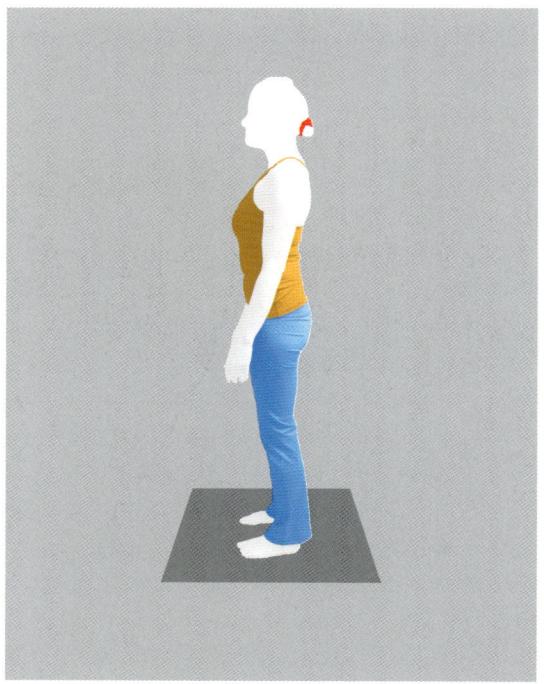

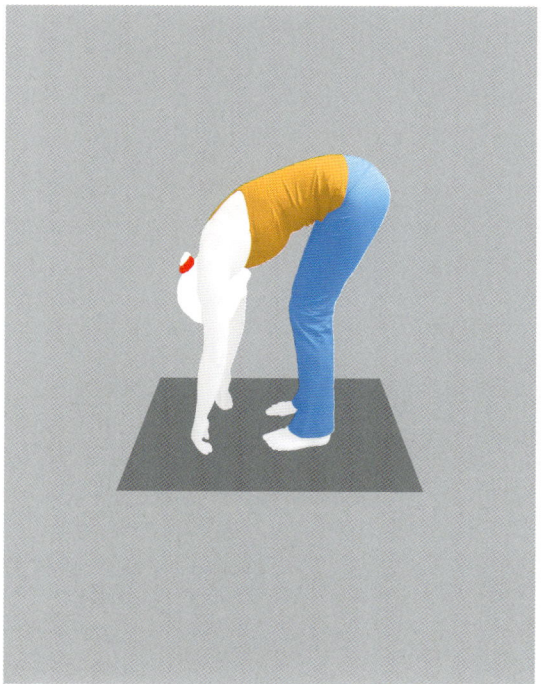

Ausgangsposition

> Stellen Sie sich aufrecht hin. Die Füße sind hüftbreit auseinander und parallel platziert, die Beine leicht gebeugt.
> Der Blick ist nach vorn gerichtet.
> Verwurzeln Sie Ihre Füße fest am Boden und schieben Sie gleichzeitig mit Ihrem Scheitel in Richtung Himmel. Schultern und Arme sind dabei völlig entspannt.
> Atmen Sie in dieser Position ein.

Endposition

> Mit der Ausatmung ziehen Sie Ihren Bauchnabel nach innen und rollen Ihre Wirbelsäule Wirbel für Wirbel nach unten ab, zuerst der Kopf, dann Brust- und Lendenwirbelsäule.
> Die Beine bleiben leicht gebeugt, das Gewicht auf beiden Fußsohlen.
> In der Endposition tief in den Brustkorb einatmen.
> Mit der Ausatmung den Oberkörper langsam und flüssig nach oben, über Brust- und Halswirbelsäule in die Ausgangsstellung aufrollen (dabei jeden einzelnen Wirbel zurück an eine imaginäre Wand bringen).

Rolling down/up

Alternativen

Auch im Sitzen am Boden kann man die Übung Rolling down/up gut durchführen. Hier ersetzt der Boden die Funktion der Wand (siehe Level II), d. h., Sie versuchen beim Abrollen mit oder ohne Thera-Band® jeden einzelnen Wirbel zum Boden zu bringen.

Beginnen Sie unsere erste Alternative im aufrechten Sitz. Die Beine sind angewinkelt, die Hände greifen seitlich an den Oberschenkeln. Atmen Sie in dieser Position ein. Beim Ausatmen ziehen Sie Ihren Bauchnabel nach innen und runden die Wirbelsäule soweit Sie können. Mit der Einatmung kommen Sie zurück in die Ausgangsstellung.

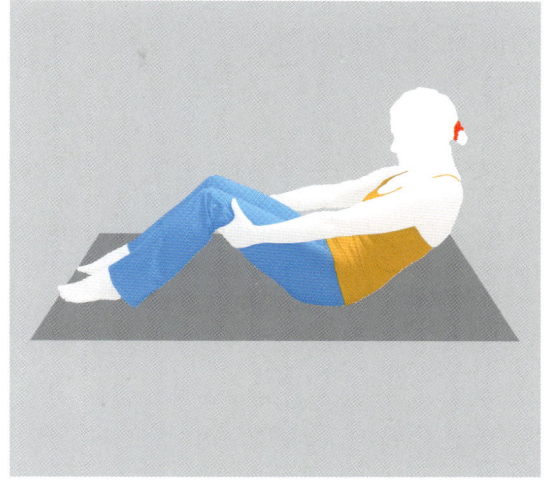

Bei der zweiten Variante wird Ihnen das Thera-Band® helfen, die Bewegungsamplitude zu vergrößern und bis zum Boden abrollen zu können. Halten Sie dabei das Thera-Band® immer unter Spannung.

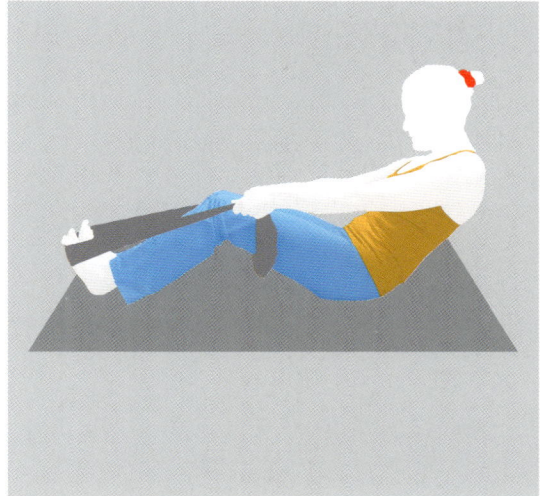

Uschis Coaching-Tipp

Das bewusst wahrgenommene Auf- und Abrollen der Wirbelsäule ist mit das Beste, was Sie Ihrem Körper geben können. Erfühlen Sie die Wirbelsegmente, während Sie die Bewegung langsam und flüssig ausführen. Atmen Sie dabei gleichmäßig und richten Sie alle Gedanken in Ihren Körper.
Alle bisher vorgestellten Varianten der Übung Rolling down/up können Sie überall und mehrmals am Tag durchführen. Probieren Sie es aus!

Gleichgewichtsübungen
Einbeinstand

Als Ergänzung zu den kräftigenden Übungen liefert der Einbeinstand das nötige Gleichgewicht. Sie verbessern damit Ihre Standsicherheit und bringen ein wenig Lockerheit und Leichtigkeit ins Training. Stellen Sie sich auf ein Bein und erspüren Sie, wie die Fußsohle des Standbeins mit Ballen und Fersenbereich, der Innen- und der Außenkante des Fußes fest auf dem

Level I

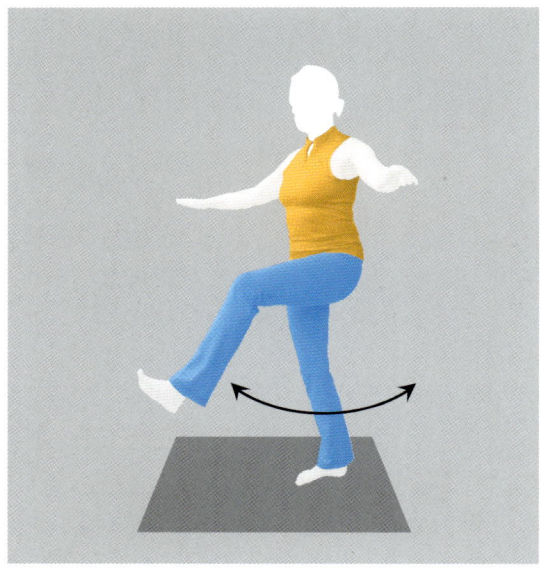

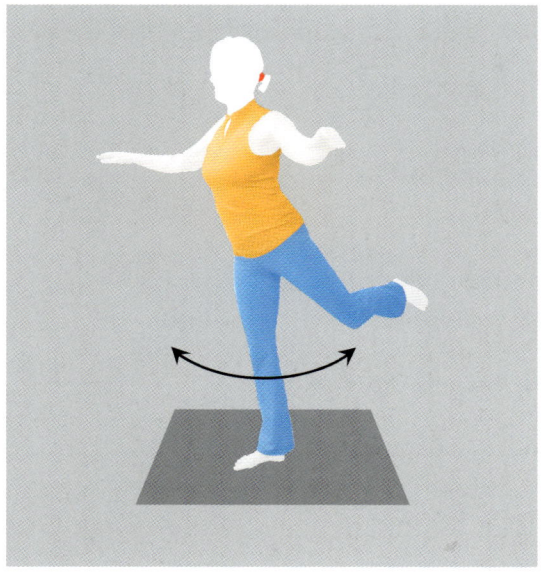

Ausgangsposition

> Stellen Sie sich aufrecht auf ein Bein. Die Arme werden zur Seite gehoben.
> Machen Sie Ihre Wirbelsäule lang und richten Sie den Blick nach vorn.
> Schwingen Sie nun das freie Bein (Spielbein) langsam nach vorne.

Achtung: Zur Stabilisation können Sie sich mit einer Hand an der Wand, einem Stuhl o.ä. festhalten oder nutzen Sie Nordic-Walking-Stöcke.

Endposition

> Schwingen Sie das Spielbein anschließend weich nach hinten und wieder nach vorne.
> Den Oberkörper stabil halten, den Kopf lang nach oben schieben, die Schultern ziehen nach unten.
> Wenn Sie den Bewegungsablauf erspürt haben, können Sie die Bewegung allmählich größer werden lassen.
> Achten Sie auf einen gleichmäßigen Atemrhythmus.

Wiederholen Sie die Übung mit dem anderen Bein!

Einbeinstand

Untergrund steht. Der Einbeinstand ist eine tolle Übung für Sportarten, bei denen das Gleichgewicht eine Rolle spielt und auch für älter werdende Trainierende, deren Gleichgewichtssinn altersbedingt schwächer wird. Ein guter Gleichgewichtssinn und das gut funktionierende Zusammenspiel von Nerven und Muskeln können das Verletzungsrisiko im Alltag senken.

Level II

Ausgangsposition

> Stellen Sie sich aufrecht auf ein Bein. Die Arme werden zur Seite gehoben.
> Machen Sie Ihre Wirbelsäule lang und richten Sie den Blick nach vorn.
> Schwingen Sie nun das freie Bein (Spielbein) in Form einer Acht, d. h. langsam nach rechts vorne über die Körpermitte und dann in einer Schleife nach links.

Tipp: Fixieren Sie mit Ihren Augen während der Bewegung einen Punkt – optimalerweise schräg vorne auf dem Boden. Das wird Ihnen helfen, das Gleichgewicht zu halten.

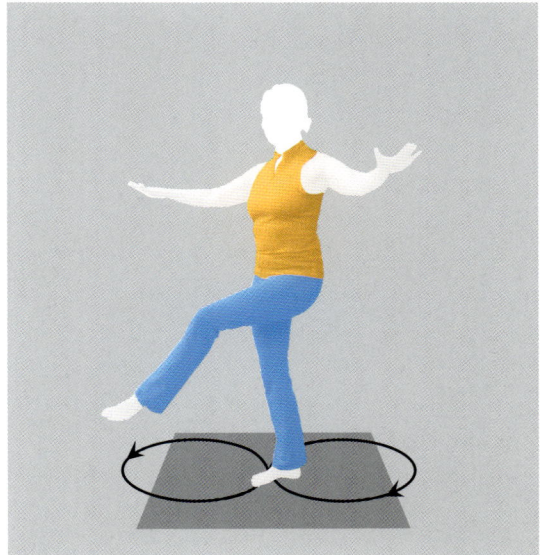

Endposition

> Schwingen Sie das Spielbein anschließend weich zurück nach rechts und aus einer Schleife nach links wieder nach vorne über die Körpermitte.
> Den Oberkörper stabil halten.
> Wenn Sie den Bewegungsablauf erspürt haben, können Sie die Bewegung allmählich größer werden lassen.
> Achten Sie auf einen gleichmäßigen Atemrhythmus.

Wiederholen Sie die Übung mit dem anderen Bein.

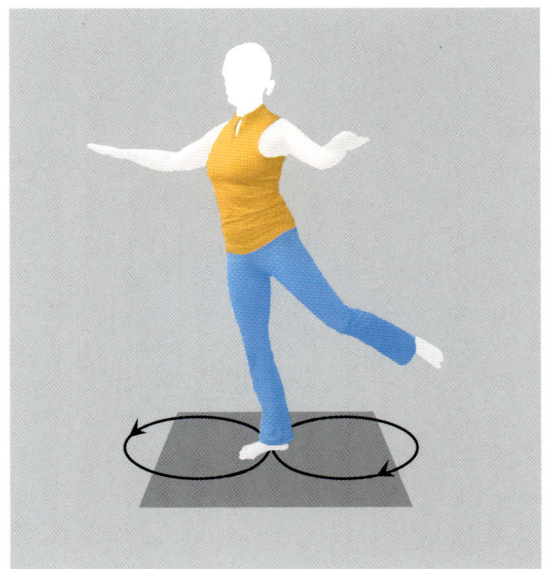

Gleichgewichtsübungen
Einbeinstand

Level III

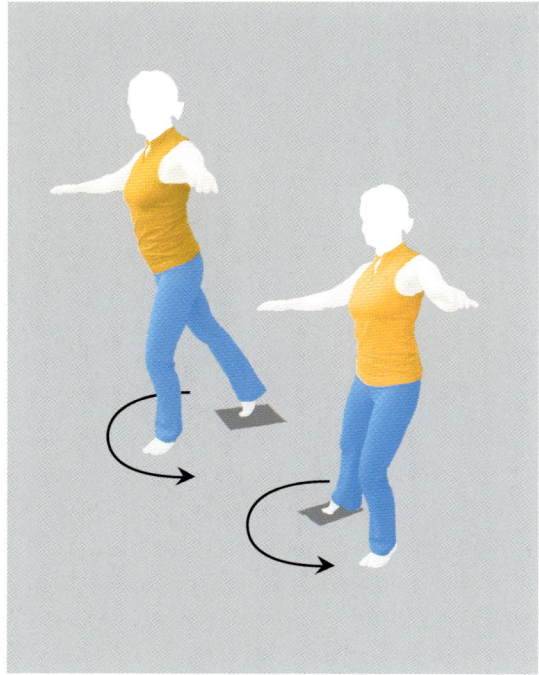

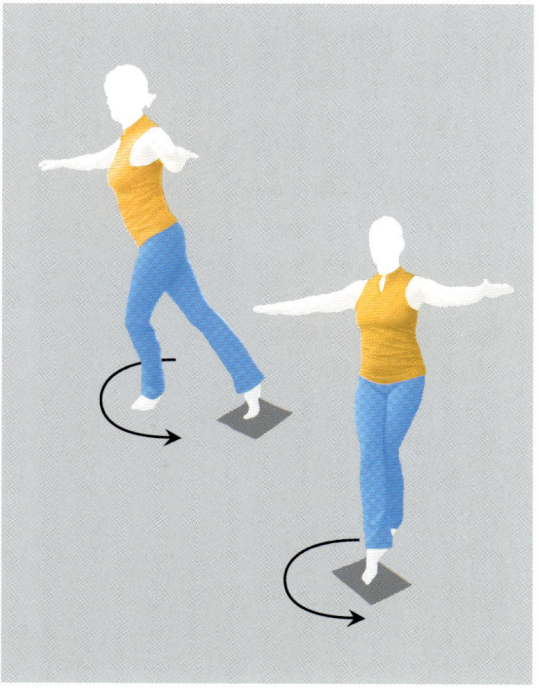

Ausgangsposition

> Stellen Sie sich aufrecht auf ein Bein, wobei die Zehenspitzen des freien Beines (Spielbein) auf einem Blatt Papier oder einem Ball ruhen. Nutzen Sie evtl. eine Stabilisationshilfe (Wand, Stuhl etc.). Die Arme werden zur Seite gehoben.
> Machen Sie Ihre Wirbelsäule lang und richten Sie den Blick nach vorn.

Achtung: Falls Sie das Gleichgewicht nicht halten können, halten Sie sich mit einer Hand irgendwo fest oder nutzen Sie Nordic-Walking-Stöcke zur Stabilisation.

Endposition

> Führen Sie nun das Blatt oder den Ball mit Ihrem Fuß in einem Kreis um Ihren Körper herum.
> Der Oberkörper bleibt dabei stabil.
> Halten Sie das Gleichgewicht und vergrößern Sie allmählich Ihren Kreis.

Wiederholen Sie die Übung mit dem anderen Bein.

Einbeinstand

Alternativen

Mit der folgenden Übung können Sie bei Bedarf Ihre Konzentration erhöhen, da durch die Überkreuzbewegung Ihre beiden Gehirnhemisphären miteinander vernetzt werden.

Heben Sie dafür im aufrechten Stand einen Arm und das gegenüberliegende Bein diagonal an und führen Sie den Ellenbogen wiederholt zum gegenüberliegenden Knie und umgekehrt. Dabei sollte der Ellbogen das Knie berühren. Der Oberkörper bleibt während der Bewegung stabil und aufrecht.

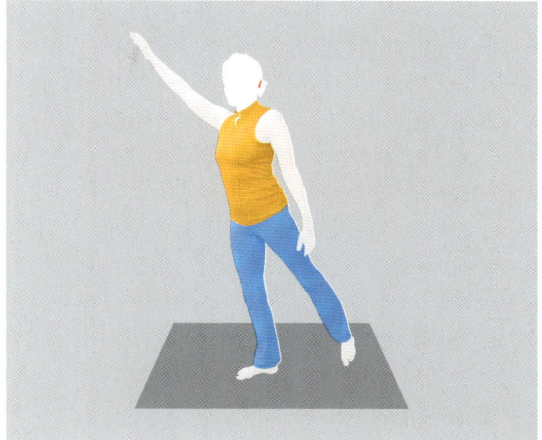

Tipp: Fixieren Sie während der Bewegung einen Punkt mit Ihren Augen – optimalerweise schräg vorne auf dem Boden. Das wird Ihnen helfen, das Gleichgewicht zu halten.

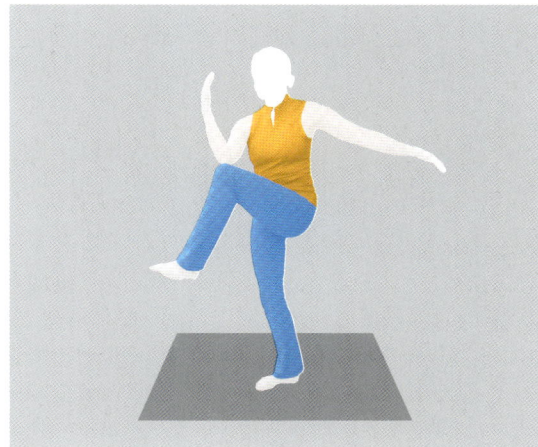

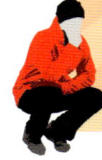

Uschis Coaching-Tipp

Sie haben verschiedene Möglichkeiten, die Einbeinübungen zu variieren und sich die Trainingsarbeit etwas abwechslungsreicher zu gestalten: Verändern Sie z. B. das Tempo der Bewegung. Je langsamer Sie werden, desto anspruchsvoller wird die Sache. Oder schwingen Sie mit unterschiedlichen Kniewinkeln und erspüren Sie selbst den Unterschied. Sie können auch den Stand verändern, indem Sie das Gewicht mehr auf den Vorderfuß bzw. den Ballen des Standbeins verlagern. In dem Fall wird die Sache wackliger. Zu guter Letzt der wichtigste Tipp: Üben Sie auch mit geschlossenen Augen, wenn Sie sich sicher fühlen!

Gleichgewichtsübungen
Flieger

Die Standwaage – wir wollen die Übung den »Flieger« nennen – ist ein kleiner »Tausendsassa«. Zugegeben, sie ist nicht wirklich einfach auszuführen, aber es lohnt sich auf alle Fälle, sich die Mühe zu machen. Für diese Übung werden gleichzeitig verschiedene Fähigkeiten trainiert.

Level I

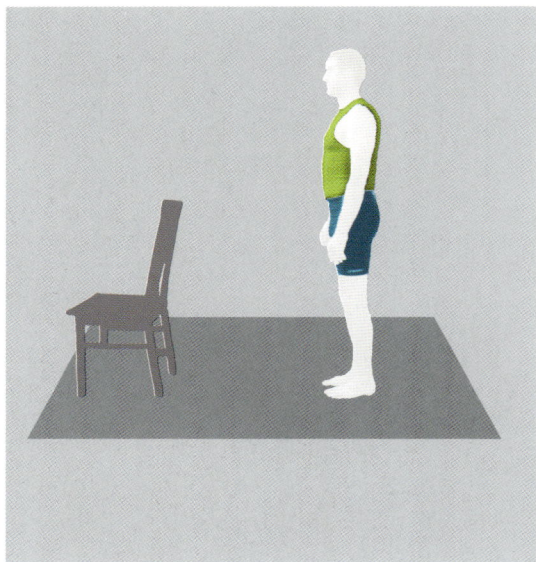

Ausgangsposition

> Sie stehen im aufrechten Stand etwa zwei Armlängen entfernt von einem Stuhl oder einem Tisch.
> Die Füße sind im Boden »verwurzelt«, der Scheitel strebt nach oben in Richtung Himmel.
> Atmen Sie in dieser Position ein.

Endposition

> Mit der Ausatmung kippen Sie aus der Hüfte heraus mit dem Oberkörper nach vorne unten und dem rechten Bein nach hinten oben. Die Hände sichern Ihren Stand durch »zartes« Stützen am Stuhl.
> Oberkörper und hinteres Bein bilden eine waagrechte Linie.
> Gesäß, Bauch und Rücken fest anspannen. Schieben Sie die Schultern von den Ohren weg in Richtung Gesäß.
> Mit der Einatmung bringen Sie den Körper wieder zurück in die Ausgangsstellung.

Wiederholen Sie die Übung mit dem anderen Bein.

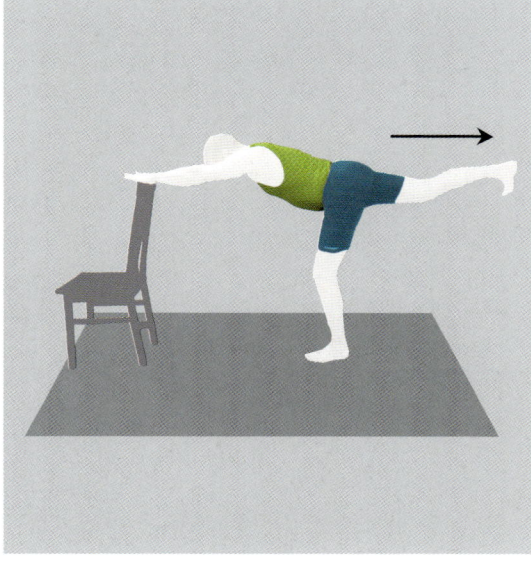

Mit dem »Flieger« steigern Sie nicht nur Ihre Kraft und Ihre Körperspannung, sondern Sie verbessern gleichzeitig Ihr Gleichgewicht und die Beweglichkeit in der Beinrückseite. Probieren Sie es aus! Am nächsten Tag werden Sie spüren, welche Muskeln beteiligt waren.

Level II

Ausgangsposition

> Sie stehen im aufrechten Stand mit beiden Fußsohlen fest auf dem Boden.
> Die Arme sind über dem Kopf gestreckt. Die Schultern ziehen von den Ohren weg in Richtung Gesäß.
> Atmen Sie in dieser Position ein.

Endposition

> Mit der Ausatmung kippen Sie aus der Hüfte heraus mit dem Oberkörper nach vorne unten und dem rechten Bein nach hinten oben.
> Oberkörper und hinteres Bein sind in einer waagrechten Linie.
> Gesäß, Bauch und Rücken fest anspannen.
> Mit der Einatmung bringen Sie den Körper wieder zurück in die Ausgangsstellung.

Wiederholen Sie die Übung mit dem anderen Bein.

Achtung: Führen Sie die Bewegung langsam und mit voller Konzentration aus, um das Gleichgewicht zu behalten!

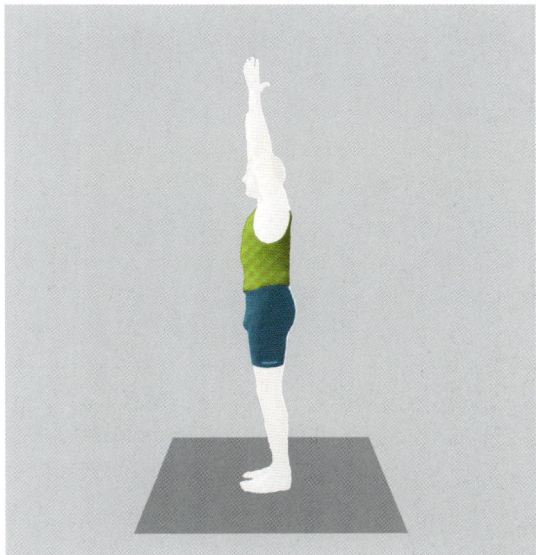
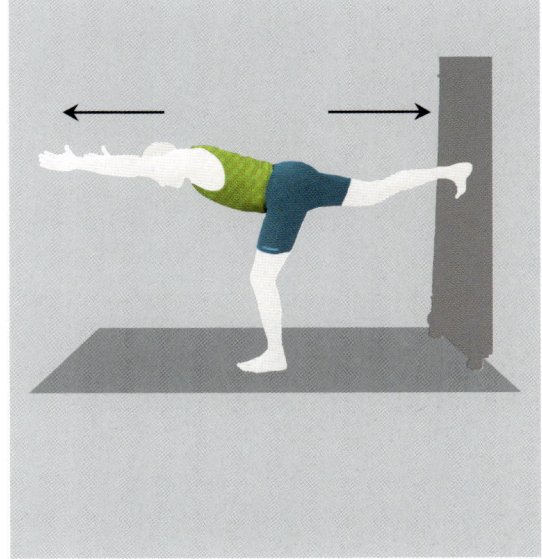

Gleichgewichtsübungen
Flieger

Level III

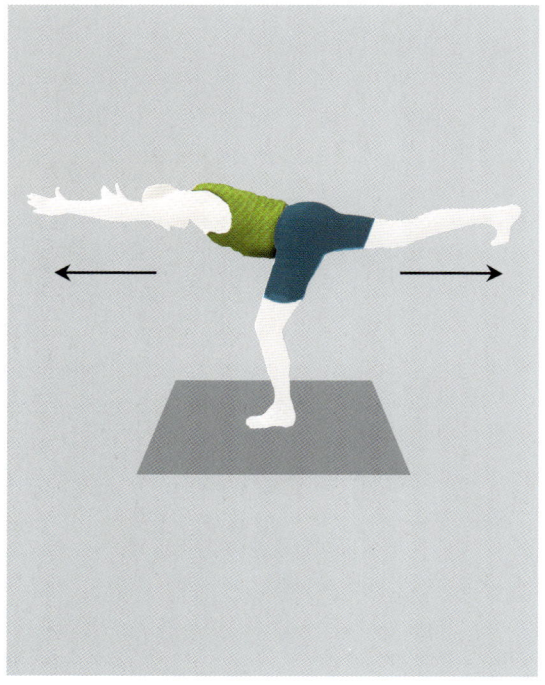

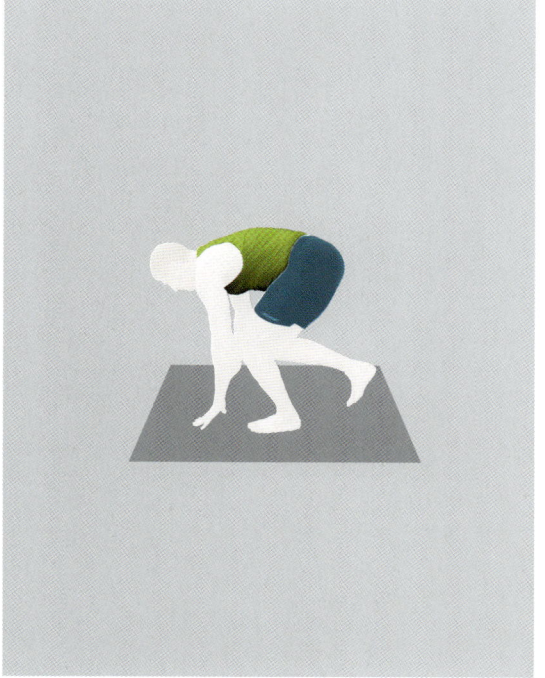

Ausgangsposition

> Atmen Sie im aufrechten Stand ein, und kommen Sie mit der nächsten Ausatmung in den »Flieger« (siehe Endposition Level II).
> Oberkörper und hinteres (rechtes) Bein sind in einer waagrechten Linie, wobei die Hände bzw. die Arme nach vorne streben und die Ferse nach hinten. Ziehen Sie Ihre Wirbelsäule lang.
> Gesäß, Bauch und Rücken fest anspannen.

Endposition

> Mit der Einatmung beugen Sie Ihr Standbein (linkes Bein) und berühren mit den Händen den Boden oder Ihr linkes Schienbein.
> Mit dem Ausatmen kommen Sie nach oben zurück in den »Flieger«.

Wiederholen Sie die Übung mit dem anderen Bein.

Tipp: Diese Bewegung stellt hohe Anforderungen an Ihre Koordination bzw. das Gleichgewicht. Führen Sie die Bewegung immer langsam und mit voller Konzentration aus!

Flieger

Alternativen

Eine besondere Herausforderung stellt die folgende Alternative des Fliegers dar.

Beginnen Sie in der vorgebeugten, waagrechten Position mit den Armen in der Seithalte. Drehen Sie dann zuerst die Arme und den Brustkorb zur offenen Seite auf (ist das linke Bein hinten in der Luft, nach links drehen und umgekehrt). Erst dann drehen Sie langsam den Kopf in die neue Position, bis Sie zur Decke schauen. Streben Sie in der Endposition mit den Armen und Beinen auseinander.

Achtung: Erzwingen Sie nichts! Fällt es Ihnen schwer, die Endposition dieser Übung einzunehmen, oder fühlen Sie sich noch unsicher, gehen Sie zurück zu Level III und starten Sie nach einigen Wochen des Trainings einen neuen Versuch.

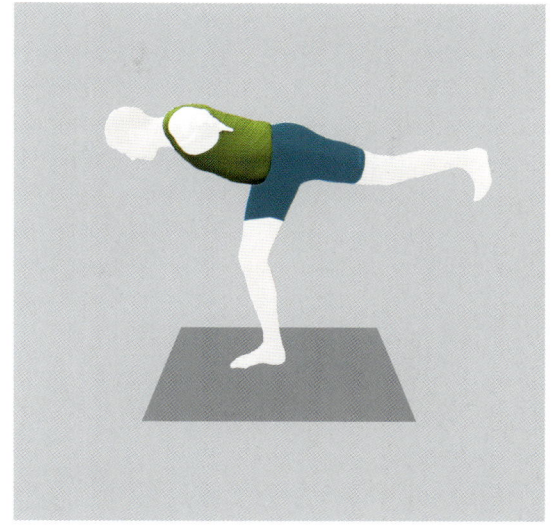

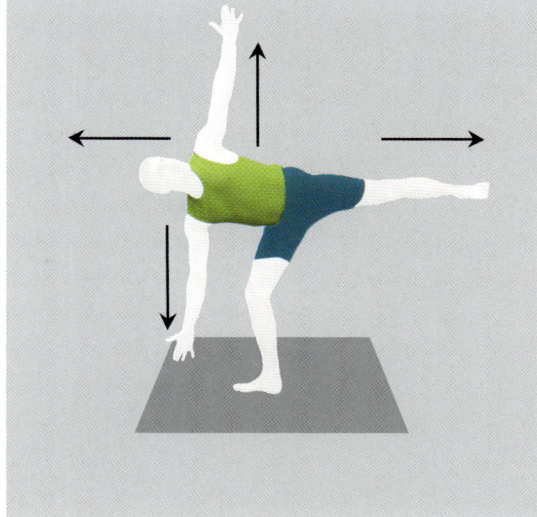

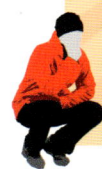

Uschis Coaching-Tipp

Der Flieger lässt sich in unterschiedlichen Niveaustufen anwenden. Je weiter Sie mit dem Oberkörper nach unten pendeln, desto schwieriger wird die Übung. Je mehr Sie Ihr Standbein beugen, desto einfacher geht es. Je mehr Sie Ihr Standbein strecken, desto schwieriger ist es außerdem, das Gleichgewicht zu halten, und umso stärker wird die Beweglichkeit der Beinrückseite gefordert.

4-Wochen-Programm für Einsteiger (Level I)

Mit dem 4-Wochen-Programm Level I finden Sie den idealen Einstieg oder Wiedereinstieg in ein gesundheitsorientiertes Fitnesstraining, und Sie tun aktiv etwas für Ihr Wohlbefinden, ohne sich zu überfordern.

Sie werden in vier Wochen alle wichtigen Muskelgruppen trainieren und bei einem regelmäßigen Training schon bald Veränderungen feststellen. So werden Sie vielleicht Muskeln spüren, die Sie vorher noch nie wahrgenommen haben. Haben Sie Geduld und gehen Sie behutsam mit Ihrem Körper um. Übertreiben Sie nichts!
Die Regelmäßigkeit macht den Erfolg des Trainings aus. Halten Sie sich an Ihre persönlich festgelegten Trainingstermine und belohnen Sie sich danach – vielleicht mit einem frischgepressten Orangensaft, einem heißen Bad oder einem Saunabesuch.

In den folgenden Wochenplänen sind für Sie jeden Tag drei bis vier Übungen vorgesehen. Die an den einzelnen Tagen trainierten Muskelgruppen wechseln sich ab und werden in regelmäßigen Abständen wiederholt. So kann sich die an einem Tag trainierte Muskelgruppe ausreichend erholen und wird doch mehrmals beansprucht.
Die Reihenfolge der Übungen im Plan ist beabsichtigt. Führen Sie die Übungen in der Tagesspalte von oben nach unten aus (je Übung ein Satz à zwölf Wiederholungen). Haben Sie alle Übungen einmal gemacht, beginnen Sie die zweite Runde in der gleichen Reihenfolge.
In den weiteren Wochen verbessert sich Ihre Fitness fortlaufend, und die bisherigen Belastungsreize sind Ihnen dann zu leicht. Deshalb passen wir im Plan allmählich die Wiederholungs- und die Satzzahlen an. Sollte Ihnen das vorgesehene Training zu schwer oder zu leicht sein, reduzieren bzw. erhöhen Sie die Wiederholungszahlen pro Satz selbstständig um zwei bis drei Wiederholungen oder trainieren einen Satz weniger, mindestens aber zwei Sätze.
Nachdem Sie vier Wochen im Level I trainiert haben, können Sie das Programm noch einmal wiederholen und einen weiteren Satz pro Woche ergänzen, oder Sie wechseln zu Level II.

Vor dem eigentlichen Training wärmen Sie sich bitte unbedingt einige Minuten mit zwei bis drei unserer Mobilisationsübungen (Seite 10 ff.) auf. Beenden Sie das Training immer mit zwei bis drei Übungen aus unseren Dehnungs- bzw. Entspannungsübungen (Seite 13 ff.). Anschließend bleiben Sie noch einige Minuten mit geschlossenen Augen in der »Totstellung« liegen. Konzentrieren Sie sich dabei auf die Atmung und genießen Sie einfach den Moment.

Uschis Coaching-Tipp

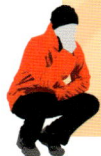

Anfangen beginnt im Kopf – durchhalten tun Sie mit dem Bauch! Da Sie dieses Buch gekauft haben, besteht bei Ihnen der feste Wille, etwas für Ihre Gesundheit zu tun. Sie haben sich bewusst dafür entschieden und das haben Sie mit dem »Kopf« getan. Ob Sie allerdings auch dabei bleiben werden, entscheidet sich erst, wenn Sie das Training in den Alltag integrieren können, und wenn es Ihnen ein bisschen Spaß macht. Wenn es sich also im Bauch gut anfühlt. Machen Sie zu Beginn lieber etwas weniger als nötig, anstatt zu viel des Guten. Dann bleibt der Spaß erhalten und Sie werden erfolgreich durchhalten.

Notieren Sie bitte auf dieser Seite des Buches Ihre persönlichen Ziele für die nächsten vier Wochen und auch, womit Sie sich nach erfolgreichem Durchhalten belohnen wollen. Zum Abschluss soll Ihre persönliche Unterschrift das »Vorhaben« besiegeln!

Ziel:

....
....
....
....
....

Belohnung:

....
....
....
....
....
....

Datum: ....   **Unterschrift:** ....

4-Wochen-Programm für Einsteiger (Level I)

Woche 1

	Tag 1	Tag 2	Tag 3	Tag 4	Tag 5	Tag 6	Tag 7
	Rolling up/down S. 82 2 x 12 Wdh.	Einbeinstand S. 86 2 x 12 Wdh. je Körperseite	Biceps Curl S. 20 2 x 12 Wdh.	Rolling up/down S. 82 2 x 12 Wdh.	Einbeinstand S. 86 2 x 12 Wdh. je Körpers.	Biceps Curl S. 20 2 x 12 Wdh.	Erholen Sie sich aktiv mit Schwimmen, Spazierengehen, Nordic Walking, leichtem Joggen, Wandern oder anderen sanften Sportarten.
	Diagonalheben S. 34 2 x 12 Wdh. je Körperseite	Squat S. 54 2 x 12 Wdh.	Trizeps S. 22 2 x 12 Wdh.	Diagonalheben S. 34 2 x 12 Wdh. je Körperseite	Squat S. 54 2 x 12 Wdh.	Trizeps S. 22 2 x 12 Wdh.	ODER
	Crunch S. 38 2 x 12 Wdh.	Lunge S. 50 12 x Wdh. je Körperseite	Seitheben S. 16 2 x 12 Wdh.	Crunch S. 38 2x12 Wdh.	Lunge S. 50 12 x Wdh. je Körpers.	Seitheben S. 16 2 x 12 Wdh.	Sie testen Ihre Fitness, in dem Sie alle Übungen von Tag 1–3 je 1 Satz à 20 Wdh. hintereinander durchführen. Zwischen den Übungen lockern Sie kurz Ihre Muskeln.
	Abduktoren/Gesäß S. 62 2 x 12 Wdh. je Körperseite	Adduktoren S. 58 12 x Wdh. je Körperseite	Ausdauer zirka 10–20 min	Abduktoren/Gesäß S. 62 2 x 12 Wdh. je Körperseite	Adduktoren S. 58 12 x Wdh. je Körperseite	Ausdauer zirka 10–20 min	

4-Wochen-Programm für Einsteiger (Level I)

Woche 2

	Tag 1	Tag 2	Tag 3	Tag 4	Tag 5	Tag 6	Tag 7
Übung 1	Rolling up/down S. 82 2 x 14 Wdh.	Einbeinstand S. 86 2 x 14 Wdh. je Körperseite	Biceps Curl S. 20 2 x 12 Wdh.	Rolling up/down S. 82 2 x 14 Wdh.	Einbeinstand S. 86 2 x 14 Wdh. je Körperseite	Biceps Curl S. 20 2 x 12 Wdh.	Erholen Sie sich aktiv mit Schwimmen, Spazierengehen, Nordic Walking, leichtem Joggen, Wandern oder anderen sanften Sportarten.
Übung 2	Diagonalheben S. 34 2 x 14 Wdh. je Körperseite	Squat S. 54 2 x 14 Wdh.	Trizeps S. 22 2 x 12 Wdh.	Diagonalheben S. 34 2 x 14 Wdh. je Körperseite	Squat S. 54 2 x 14 Wdh.	Trizeps S. 22 2 x 12 Wdh.	ODER
Übung 3	Crunch S. 38 2 x 14 Wdh.	Lunge S. 50 14 x Wdh. je Körperseite	Seitheben S. 16 2 x 12 Wdh.	Crunch S. 38 2 x 14 Wdh.	Lunge S. 50 14 x Wdh. je Körperseite	Seitheben S. 16 2 x 12 Wdh.	Sie testen Ihre Fitness, in dem Sie alle Übungen von Tag 1–3 je 1 Satz à 20 Wdh. hintereinander durchführen. Zwischen den Übungen lockern Sie kurz Ihre Muskeln.
Übung 4	Abduktoren/Gesäß S. 62 2 x 14 Wdh. je Körperseite	Adduktoren S. 58 2 x 14 Wdh. je Körperseite	Ausdauer zirka 10–20 min	Abduktoren/Gesäß S. 62 2 x 14 Wdh. je Körperseite	Adduktoren S. 58 2 x 14 Wdh. je Körperseite	Ausdauer zirka 10–20 min	

4-Wochen-Programm für Einsteiger (Level I)

Woche 3

	Tag 1	Tag 2	Tag 3	Tag 4	Tag 5	Tag 6	Tag 7
	Rolling up/down S. 82	Einbeinstand S. 86	Biceps Curl S. 20	Rolling up/down S. 82	Einbeinstand S. 86	Biceps Curl S. 20	Erholen Sie sich aktiv mit Schwimmen, Spazierengehen, Nordic Walking, leichtem Joggen, Wandern oder anderen sanften Sportarten.
	3 x 12 Wdh.	3 x 12 Wdh. je Körperseite	2 x 12 Wdh.	3 x 12 Wdh.	3 x 12 Wdh. je Körperseite	2 x 12 Wdh.	
	Flieger S. 90	Squat S. 54	Trizeps S. 22	Flieger S. 90	Squat S. 54	Trizeps S. 22	ODER
	2–3 x 12 Wdh. je Körperseite	3 x 12 Wdh.	3 x 12 Wdh.	2–3 x 12 Wdh. je Körperseite	3 x 12 Wdh.	3 x 12 Wdh.	
	Crunch diagonal S. 42	Lunge S. 50	Seitheben S. 16	Crunch diagonal S. 42	Lunge S. 50	Seitheben S. 16	Sie testen Ihre Fitness, in dem Sie alle Übungen von Tag 1–3 je 1 Satz à 20 Wdh. hintereinander durchführen. Zwischen den Übungen lockern Sie kurz Ihre Muskeln.
	3 x 8 Wdh. je Körperseite	3 x 12 Wdh. je Körperseite	3 x 12 Wdh.	3 x 8 Wdh. je Körperseite	3 x 12 Wdh. je Körperseite	3 x 12 Wdh.	
	Abduktoren/Gesäß S. 62	Adduktoren S. 58	Ausdauer	Abduktoren/Gesäß S. 62	Adduktoren S. 58	Ausdauer	
	3 x 12 Wdh. je Körperseite	3 x 12 Wdh. je Körperseite	zirka 10–20 min	3 x 12 Wdh. je Körperseite	3 x 12 Wdh. je Körperseite	zirka 10–20 min	

4-Wochen-Programm für Einsteiger (Level I)

Woche 4

	Tag 1	Tag 2	Tag 3	Tag 4	Tag 5	Tag 6	Tag 7
	Rolling up/down S. 82 — 3 x 14 Wdh.	Einbeinstand S. 86 — 3 x 14 Wdh. je Körperseite	Biceps Curl S. 20 — 2 x 12 Wdh.	Rolling up/down S. 82 — 3 x 14 Wdh.	Einbeinstand S. 86 — 3 x 14 Wdh. je Körperseite	Biceps Curl S. 20 — 2 x 12 Wdh.	Erholen Sie sich aktiv mit Schwimmen, Spazierengehen, Nordic Walking, leichtem Joggen, Wandern oder anderen sanften Sportarten.
	Flieger S. 90 — 2–3 x 14 Wdh.	Squat S. 54 — 3 x 14 Wdh.	Trizeps S. 22 — 3 x 14 Wdh.	Flieger S. 90 — 2–3 x 14 Wdh.	Squat S. 54 — 3 x 14 Wdh.	Trizeps S. 22 — 3 x 14 Wdh.	ODER
	Crunch diagonal S. 42 — 3 x 10 Wdh. je Körperseite	Lunge S. 50 — 14 x Wdh. je Körperseite	Seitheben S. 16 — 3 x 14 Wdh.	Crunch diagonal S. 42 — 3 x 10 Wdh. je Körperseite	Lunge S. 50 — 14 x Wdh. je Körperseite	Seitheben S. 16 — 3 x 14 Wdh.	Sie testen Ihre Fitness, in dem Sie alle Übungen von Tag 1–3 je 1 Satz à 20 Wdh. hintereinander durchführen. Zwischen den Übungen lockern Sie kurz Ihre Muskeln.
	Abduktoren/Gesäß S. 62 — 3 x 14 Wdh. je Körperseite	Adduktoren S. 58 — 14 x Wdh. je Körperseite	Ausdauer — zirka 10–20 min	Abduktoren/Gesäß S. 62 — 3 x 14 Wdh. je Körperseite	Adduktoren S. 58 — 14 x Wdh. je Körperseite	Ausdauer — zirka 10–20 min	

4-Wochen-Programm für Fortgeschrittene (Level II)

Gratulation! Sie haben durchgehalten und sind nun bereit für die nächste Stufe. Mit dem 4-Wochen-Programm Level II finden Sie jetzt die passenden Steigerungen und damit die gewünschte Herausforderung für das weitere Training. Das Trainingsprogramm Level II bedient sich weniger der Übungen, die einzelne Muskeln oder Gelenkbewegungen isolieren, sondern verwendet stattdessen solche, bei denen mehrere Gelenke gleichzeitig beansprucht werden. Das hat im Vergleich zum Trainingsprogramm Level I einen zusätzlichen koordinativen Effekt und entspricht gezielt den Bewegungsanforderungen des Alltags.

Möchten Sie neben den Übungen im Trainingsplan Level II noch gezielt bestimmte Körperpartien bzw. Muskeln bearbeiten, ergänzen Sie gerne zwei bis vier der Isolationsübungen, wie zum Beispiel Wade (Seite 46ff.), Bizeps (Seite 20f.), Trizeps (Seite 22ff.), Crunch (Seite 38ff.) oder auch Seitheben (Seite 16ff.).

Achten Sie bitte auch in Level II immer auf eine saubere Bewegungsausführung! Schon kleine Abweichungen im Bewegungsmuster können langfristig zu Beschwerden führen. Lesen Sie sich daher immer mal wieder die Übungsbeschreibungen durch. So bleiben die wichtigsten Bewegungsmerkmale in Erinnerung und die Übungsausführung wird optimiert.

Auch in Level II haben Sie drei bis vier Übungen je Trainingstag auf dem Programm, die Sie bitte in der vorgesehenen Reihenfolge anwenden. Nachdem Sie jede Übung einmal ausgeführt haben, wiederholen Sie sie ein zweites, später auch ein drittes Mal. Wegen des zu erwartenden Leistungsfortschrittes steigert der Plan die Belastung.
Sollte Ihnen das zu schwer oder zu leicht sein, reduzieren oder erhöhen Sie die Wiederholungszahlen pro Satz selbst um zwei bis drei Wiederholungen oder trainieren einen Satz weniger, mindestens aber zwei Sätze. Nachdem Sie vier Wochen in Level II trainiert haben, können Sie das Programm noch einmal wiederholen und einen weiteren Satz pro Woche ergänzen, oder Sie wechseln zu Level III.

Nicht vergessen: Wärmen Sie sich bitte unbedingt vor dem Training auf und beenden Sie das Training mit einigen Dehn- bzw. Entspannungsübungen! Hierzu lesen Sie bitte den entsprechenden Text in Level I (Seite 94 bzw. Seite 12).

> **Uschis Coaching-Tipp**
>
>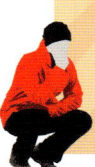
> Ab jetzt kommt es aufs »Durchhalten« an. Und dazu müssen Sie die Trainingsarbeit in den Alltag integrieren und der Körperarbeit ein bisschen Spaß abgewinnen. Dann werden Sie in Ihrem Training erfolgreich sein und bleiben. Damit Ihnen das leichter fällt, sollten Sie Störfaktoren benennen und Lösungen suchen, diese abzustellen.

Die folgenden Fragen werden Ihnen beim »Durchhalten« helfen. Notieren Sie an dieser Stelle im Buch regelmäßig Ihre Beobachtungen:

Das ist mir gut gelungen:

....
....
....

Das hat mir Schwierigkeiten gemacht:

....
....
....

Das hat mich vom Training abgehalten:

....
....
....

So könnte ich es beim nächsten Mal besser machen:

....
....
....

4-Wochen-Programm für Fortgeschrittene (Level II)

Woche 1

	Tag 1	Tag 2	Tag 3	Tag 4	Tag 5	Tag 6	Tag 7
	Crunch S. 39 2 x 12 Wdh.	Einbeinstand S. 87 2 x 12 Wdh. je Körperseite	Oberer Rücken S. 26 2 x 12 Wdh.	Crunch S. 39 2 x 12 Wdh.	Einbeinstand S. 87 2 x 12 Wdh. je Körperseite	Oberer Rücken S. 26 2 x 12 Wdh.	Erholen Sie sich aktiv mit Schwimmen, Spazierengehen, Nordic Walking, leichtem Joggen, Wandern oder anderen sanften Sportarten.
	Schulterbrücke S. 79 2 x 12 Wdh. je Körperseite	Flieger S. 91 2 x 12 Wdh. je Körperseite	Seitstütz S. 74 2 x 12 Wdh. je Körperseite	Schulterbrücke S. 79 2 x 12 Wdh. je Körperseite	Flieger S. 91 2 x 12 Wdh. je Körperseite	Seitstütz S. 74 2 x 12 Wdh. je Körperseite	ODER
	Diagonalheben S. 35 2 x 12 Wdh. je Körperseite	Squat S. 55 2 x 12 Wdh.	Liegestütz S. 70 2 x 12 Wdh.	Diagonalheben S. 35 2 x 12 Wdh. je Körperseite	Squat S. 55 2 x 12 Wdh.	Liegestütz S. 70 2 x 12 Wdh.	Sie testen Ihre Fitness, in dem Sie alle Übungen von Tag 1–3 je 1 Satz à 20 Wdh. hintereinander durchführen. Zwischen den Übungen lockern Sie kurz Ihre Muskeln.
	Trizeps S. 23 2 x 12 Wdh. je Körperseite	Lunge S. 51 2 x 12 Wdh. je Körperseite	Ausdauer zirka 20–30 min	Trizeps S. 23 2 x 12 Wdh. je Körperseite	Lunge S. 51 2 x 12 Wdh. je Körperseite	Ausdauer zirka 20–30 min	

4-Wochen-Programm für Fortgeschrittene (Level II)

Woche 2

Tag 1
- **Crunch** S. 39 — 2 x 12 Wdh.
- **Schulterbrücke** S. 79 — 2 x 12 Wdh. je Körperseite
- **Diagonalheben** S. 35 — 2 x 12 Wdh.
- **Trizeps** S. 23 — 2 x 12 Wdh. je Körperseite

Tag 2
- **Einbeinstand** S. 87 — 2 x 12 Wdh. je Körperseite
- **Flieger** S. 91 — 2 x 12 Wdh.
- **Squat** S. 55 — 2 x 12 Wdh.
- **Lunge** S. 51 — 2 x 12 Wdh. je Körperseite

Tag 3
- **Oberer Rücken** S. 26 — 2 x 12 Wdh.
- **Seitstütz** S. 74 — 2 x 12 Wdh. je Körperseite
- **Liegestütz** S. 70 — 2 x 12 Wdh.
- **Ausdauer** — zirka 20–30 min

Tag 4
- **Crunch** S. 39 — 2 x 12 Wdh.
- **Schulterbrücke** S. 79 — 2 x 12 Wdh. je Körperseite
- **Diagonalheben** S. 35 — 2 x 12 Wdh.
- **Trizeps** S. 23 — 2 x 12 Wdh. je Körperseite

Tag 5
- **Einbeinstand** S. 87 — 2 x 12 Wdh. je Körperseite
- **Flieger** S. 91 — 2 x 12 Wdh.
- **Squat** S. 55 — 2 x 12 Wdh.
- **Lunge** S. 51 — 2 x 12 Wdh. je Körperseite

Tag 6
- **Oberer Rücken** S. 26 — 2 x 12 Wdh.
- **Seitstütz** S. 74 — 2 x 12 Wdh. je Körperseite
- **Liegestütz** S. 70 — 2 x 12 Wdh.
- **Ausdauer** — zirka 20–30 min

Tag 7
Erholen Sie sich aktiv mit Schwimmen, Spazierengehen, Nordic Walking, leichtem Joggen, Wandern oder anderen sanften Sportarten.

ODER

Sie testen Ihre Fitness, in dem Sie alle Übungen von Tag 1–3 je 1 Satz à 20 Wdh. hintereinander durchführen. Zwischen den Übungen lockern Sie kurz Ihre Muskeln.

4-Wochen-Programm für Fortgeschrittene (Level II)

Woche 3

	Tag 1	Tag 2	Tag 3	Tag 4	Tag 5	Tag 6	Tag 7
	Crunch diagonal S. 43 3 x 8 Wdh. je Körperseite	**Einbeinstand** S. 87 3 x 12 Wdh. je Körperseite	**Oberer Rücken** S. 27 3 x 12 Wdh.	**Crunch diagonal** S. 43 3 x 8 Wdh. je Körperseite	**Einbeinstand** S. 87 3 x 12 Wdh. je Körperseite	**Oberer Rücken** S. 27 3 x 12 Wdh.	Erholen Sie sich aktiv mit Schwimmen, Spazierengehen, Nordic Walking, leichtem Joggen, Wandern oder anderen sanften Sportarten.
	Schulterbrücke S. 79 3 x 12 Wdh.	**Flieger** S. 91 3 x 12 Wdh. je Körperseite	**Seitstütz** S. 75 3 x 12 Wdh. je Körperseite	**Schulterbrücke** S. 79 3 x 12 Wdh.	**Flieger** S. 91 3 x 12 Wdh. je Körperseite	**Seitstütz** S. 75 3 x 12 Wdh. je Körperseite	ODER
	Diagonalheben S. 35 3 x 12 Wdh. je Körperseite	**Squat** S. 55 3 x 12 Wdh.	**Liegestütz** S. 71 3 x 12 Wdh.	**Diagonalheben** S. 35 3 x 12 Wdh. je Körperseite	**Squat** S. 55 3 x 12 Wdh.	**Liegestütz** S. 71 3 x 12 Wdh.	Sie testen Ihre Fitness, in dem Sie alle Übungen von Tag 1–3 je 1 Satz à 20 Wdh. hintereinander durchführen. Zwischen den Übungen lockern Sie kurz Ihre Muskeln.
	Trizeps S. 23 3 x 12 Wdh. je Körperseite	**Lunge** S. 51 3 x 14 Wdh. je Körperseite	**Ausdauer** zirka 20–30 min	**Trizeps** S. 23 3 x 12 Wdh. je Körperseite	**Lunge** S. 51 3 x 14 Wdh. je Körperseite	**Ausdauer** zirka 20–30 min	

4-Wochen-Programm für Fortgeschrittene (Level II)

Woche 4

	Tag 1	Tag 2	Tag 3	Tag 4	Tag 5	Tag 6	Tag 7
	Crunch diagonal S. 43 3 x 10 Wdh. je Körperseite	Einbeinstand S. 87 3 x 14 Wdh. je Körperseite	Oberer Rücken S. 27 3 x 14 Wdh.	Crunch diagonal S. 43 3 x 10 Wdh. je Körperseite	Einbeinstand S. 87 3 x 14 Wdh. je Körperseite	Oberer Rücken S. 27 3 x 14 Wdh.	Erholen Sie sich aktiv mit Schwimmen, Spazierengehen, Nordic Walking, leichtem Joggen, Wandern oder anderen sanften Sportarten.
	Schulterbrücke S. 79 3 x 14 Wdh.	Flieger S. 91 3 x 14 Wdh. je Körperseite	Seitstütz S. 75 3 x 14 Wdh. je Körperseite	Schulterbrücke S. 79 3 x 14 Wdh.	Flieger S. 91 3 x 14 Wdh. je Körperseite	Seitstütz S. 75 3 x 14 Wdh. je Körperseite	ODER
	Diagonalheben S. 35 3 x 14 Wdh. je Körperseite	Squat S. 55 3 x 14 Wdh.	Liegestütz S. 71 3 x 14 Wdh.	Diagonalheben S. 35 3 x 14 Wdh. je Körperseite	Squat S. 55 3 x 14 Wdh.	Liegestütz S. 71 3 x 14 Wdh.	Sie testen Ihre Fitness, in dem Sie alle Übungen von Tag 1–3 je 1 Satz à 20 Wdh. hintereinander durchführen. Zwischen den Übungen lockern Sie kurz Ihre Muskeln.
	Trizeps S. 23 3 x 14 Wdh. je Körperseite	Lunge S. 51 3 x 14 Wdh. je Körperseite	Ausdauer zirka 20–30 min	Trizeps S. 23 3 x 14 Wdh. je Körperseite	Lunge S. 51 3 x 14 Wdh. je Körperseite	Ausdauer zirka 20–30 min	

4-Wochen-Programm für Trainierte (Level III)

Sie sind nun schon einige Zeit dabei und haben Level I und II erfolgreich absolviert. Eventuell sind Sie auch schon fortgeschritten und mit viel sportlicher Erfahrung in das Training eingestiegen. Jetzt wollen Sie die passenden Übungen und ein angemessenes Belastungsprofil finden, das Ihrem Leistungsvermögen entspricht. Dann haben Sie mit dem 4-Wochen-Programm für Trainierte/Level III die richtige Lösung gefunden. Die Übungen sind anspruchsvoll und die Belastungsgestaltung ist für Fortgeschrittene geeignet.
Wie auch im Programm Level II finden Sie hier überwiegend sogenannte Grundübungen die Ihrem hohen Anspruch für Alltag oder Sport genügen.
Wenn Sie zusätzlich eine gezielte Kräftigung einzelner Muskeln oder Gelenke anstreben, können Sie jederzeit die eher isolierenden Übungen, wie zum Beispiel Wade (Seite 46ff.), Bizeps (Seite 20f.), Trizeps (Seite 22ff.), Crunch (Seite 38ff.) oder auch Seitheben (Seite 16ff.) ergänzen.

Je schwieriger die Übungen werden, desto wichtiger ist deren korrekte Ausführung. Zur Sicherheit lesen Sie sich die Bewegungsanweisungen zu den Übungen immer mal wieder durch.

Wie in den anderen Levels haben Sie drei bis vier Übungen je Trainingstag auf dem Programm, die Sie bitte in der vorgesehenen Reihenfolge trainieren. Nachdem Sie jede Übung einmal ausgeführt haben, wiederholen Sie diese ein zweites, später auch ein drittes Mal. Wegen des zu erwartenden Leistungsfortschrittes steigert der Plan die Belastung.
Sollte Ihnen das zu schwer oder zu leicht sein, reduzieren oder erhöhen Sie die Wiederholungszahlen pro Satz selbst um zwei bis drei Wiederholungen oder trainieren einen Satz weniger, mindestens aber zwei Sätze. Nachdem Sie vier Wochen im Level III trainiert haben, können Sie das Programm noch einmal wiederholen und einen weiteren Satz pro Woche ergänzen oder Sie wechseln zu Level IV/Könner.

Nicht vergessen: Wärmen Sie sich bitte unbedingt vor dem Training auf und beenden Sie das Training mit einigen Dehn- bzw. Entspannungsübungen! Hierzu lesen Sie bitte den entsprechenden Text in Level I (Seite 94 bzw. Seite 12).

Uschis Coaching-Tipp

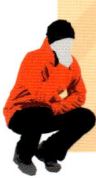

Je weiter Ihr Leistungsniveau ansteigt und Ihre Trainingserfahrung fortschreitet, desto eher können Sie sich auch auf Ihr Körpergefühl verlassen. Sie spüren jetzt immer deutlicher, ob Ihr Körper noch etwas mehr Belastung oder doch besser etwas weniger gebrauchen kann. Entsprechend erhöhen oder reduzieren Sie die Wiederholungen oder Sätze in Ihrem Training.

Um Ihr Körpergefühl entsprechend zu schulen, notieren Sie in den nächsten vier Wochen regelmäßig Ihre persönlichen Beobachtungen zu den folgenden Fragen:

Wie fühle ich mich zu Beginn des Trainings?

....
....

Ab welchem Zeitpunkt verspüre ich im täglichen Training die erste muskuläre Ermüdung?

....
....

Kann ich noch einige Wiederholungen mehr in sauberer Technik realisieren?

....
....

Brauche ich einen Satz mehr oder lieber einen Satz weniger?

....
....

Wie fühle ich mich nach dem Training?

....
....

4-Wochen-Programm für Trainierte (Level III)

Woche 1

	Tag 1	Tag 2	Tag 3	Tag 4	Tag 5	Tag 6	Tag 7
	Abduktoren S. 64 3 x 12 Wdh.	Einbeinstand S. 88 3 x 12 Wdh. je Körperseite	Oberer Rücken S. 28 3 x 12 Wdh.	Abduktoren S. 64 3 x 12 Wdh.	Einbeinstand S. 88 3 x 12 Wdh. je Körperseite	Oberer Rücken S. 28 3 x 12 Wdh.	Erholen Sie sich aktiv mit Schwimmen, Spazierengehen, Nordic Walking, leichtem Joggen, Wandern oder anderen sanften Sportarten.
	Crunch S. 40 3 x 12 Wdh. je Körperseite	Flieger S. 92 3 x 12 Wdh. je Körperseite	Seitstütz S. 76 3 x 12 Wdh. je Körperseite	Crunch S. 40 3 x 12 Wdh. je Körperseite	Flieger S. 92 3 x 12 Wdh. je Körperseite	Seitstütz S. 76 3 x 12 Wdh. je Körperseite	ODER
	Schulterbrücke S. 80 3 x 12 Wdh.	Squat S. 56 3 x 12 Wdh.	Liegestütz S. 72 3 x 12 Wdh.	Schulterbrücke S. 80 3 x 12 Wdh.	Squat S. 56 3 x 12 Wdh.	Liegestütz S. 72 3 x 12 Wdh.	Sie testen Ihre Fitness, in dem Sie alle Übungen von Tag 1–3 je 1 Satz à 20 Wdh. hintereinander durchführen. Zwischen den Übungen lockern Sie kurz Ihre Muskeln.
	Tisch S. 68 3 x 12 Wdh. je Körperseite	Lunge S. 52 3 x 12 Wdh. je Körperseite	Ausdauer zirka 30 min	Tisch S. 68 3 x 12 Wdh. je Körperseite	Lunge S. 52 3 x 12 Wdh. je Körperseite	Ausdauer zirka 30 min	

4-Wochen-Programm für Trainierte (Level III) — Woche 2

	Tag 1	Tag 2	Tag 3	Tag 4	Tag 5	Tag 6	Tag 7
	Abduktoren S. 64 — 3 x 12 Wdh. je Körperseite	Einbeinstand S. 88 — 3 x 12 Wdh. je Körperseite	Oberer Rücken S. 28 — 3 x 12 Wdh.	Abduktoren S. 64 — 3 x 12 Wdh.	Einbeinstand S. 88 — 3 x 12 Wdh. je Körperseite	Oberer Rücken S. 28 — 3 x 12 Wdh.	Erholen Sie sich aktiv mit Schwimmen, Spazierengehen, Nordic Walking, leichtem Joggen, Wandern oder anderen sanften Sportarten.
	Crunch S. 40 — 3 x 12 Wdh.	Flieger S. 92 — 3 x 12 Wdh. je Körperseite	Seitstütz S. 76 — 3 x 12 Wdh. je Körperseite	Crunch S. 40 — 3 x 12 Wdh. je Körperseite	Flieger S. 92 — 3 x 12 Wdh. je Körperseite	Seitstütz S. 76 — 3 x 12 Wdh. je Körperseite	ODER
	Schulterbrücke S. 80 — 3 x 12 Wdh. je Körperseite	Squat S. 56 — 3 x 12 Wdh.	Liegestütz S. 72 — 3 x 12 Wdh.	Schulterbrücke S. 80 — 3 x 12 Wdh. je Körperseite	Squat S. 56 — 3 x 12 Wdh.	Liegestütz S. 72 — 3 x 12 Wdh.	Sie testen Ihre Fitness, in dem Sie alle Übungen von Tag 1–3 je 1 Satz à 20 Wdh. hintereinander durchführen. Zwischen den Übungen lockern Sie kurz Ihre Muskeln.
	Tisch S. 68 — 3 x 12 Wdh. je Körperseite	Lunge S. 52 — 3 x 12 Wdh. je Körperseite	Ausdauer — zirka 30 min	Tisch S. 68 — 3 x 12 Wdh. je Körperseite	Lunge S. 52 — 3 x 12 Wdh. je Körperseite	Ausdauer — zirka 30 min	

4-Wochen-Programm für Trainierte (Level III)

Woche 3

	Tag 1	Tag 2	Tag 3	Tag 4	Tag 5	Tag 6	Tag 7
	Abduktoren S. 64 3 x 12 Wdh.	Einbeinstand S. 88 3 x 12 Wdh. je Körperseite	Oberer Rücken S. 28 3 x 12 Wdh.	Abduktoren S. 64 3 x 12 Wdh.	Einbeinstand S. 88 3 x 12 Wdh. je Körperseite	Oberer Rücken S. 28 3 x 12 Wdh.	Erholen Sie sich aktiv mit Schwimmen, Spazierengehen, Nordic Walking, leichtem Joggen, Wandern oder anderen sanften Sportarten.
	Crunch diagonal S. 44 3 x 8 Wdh. je Körperseite	Flieger S. 92 3 x 12 Wdh. je Körperseite	Seitstütz S. 76 3 x 12 Wdh. je Körperseite	Crunch diagonal S. 44 3 x 8 Wdh. je Körperseite	Flieger S. 92 3 x 12 Wdh. je Körperseite	Seitstütz S. 76 3 x 12 Wdh. je Körperseite	ODER
	Schulterbrücke S. 80 3 x 12 Wdh. je Körperseite	Squat S. 56 3 x 12 Wdh.	Liegestütz S. 72 3 x 12 Wdh.	Schulterbrücke S. 80 3 x 12 Wdh. je Körperseite	Squat S. 56 3 x 12 Wdh.	Liegestütz S. 72 3 x 12 Wdh.	Sie testen Ihre Fitness, in dem Sie alle Übungen von Tag 1–3 je 1 Satz à 20 Wdh. hintereinander durchführen. Zwischen den Übungen lockern Sie kurz Ihre Muskeln.
	Tisch S. 68 3 x 12 Wdh. je Körperseite	Lunge S. 52 3 x 12 Wdh. je Körperseite	Ausdauer zirka 30 min	Tisch S. 68 3 x 12 Wdh.	Lunge S. 52 3 x 12 Wdh. je Körperseite	Ausdauer zirka 30 min	

4-Wochen-Programm für Trainierte (Level III)

Woche 4

	Tag 1	Tag 2	Tag 3	Tag 4	Tag 5	Tag 6	Tag 7
	Abduktoren S. 64 3 x 12 Wdh. je Körperseite	Einbeinstand S. 88 3 x 12 Wdh. je Körperseite	Oberer Rücken S. 28 3 x 12 Wdh.	Abduktoren S. 64 3 x 12 Wdh.	Einbeinstand S. 88 3 x 12 Wdh. je Körperseite	Oberer Rücken S. 28 3 x 12 Wdh.	Erholen Sie sich aktiv mit Schwimmen, Spazierengehen, Nordic Walking, leichtem Joggen, Wandern oder anderen sanften Sportarten.
	Crunch diagonal S. 44 3 x 8 Wdh. je Körperseite	Flieger S. 92 3 x 12 Wdh. je Körperseite	Seitstütz S. 76 3 x 12 Wdh. je Körperseite	Crunch diagonal S. 44 3 x 8 Wdh. je Körperseite	Flieger S. 92 3 x 12 Wdh. je Körperseite	Seitstütz S. 76 3 x 12 Wdh. je Körperseite	ODER
	Schulterbrücke S. 80 3 x 12 Wdh.	Squat S. 56 3 x 12 Wdh.	Liegestütz S. 72 3 x 12 Wdh.	Schulterbrücke S. 80 3 x 12 Wdh.	Squat S. 56 3 x 12 Wdh.	Liegestütz S. 72 3 x 12 Wdh.	Sie testen Ihre Fitness, in dem Sie alle Übungen von Tag 1–3 je 1 Satz à 20 Wdh. hintereinander durchführen. Zwischen den Übungen lockern Sie kurz Ihre Muskeln.
	Tisch S. 68 3 x 12 Wdh. je Körperseite	Lunge S. 52 3 x 12 Wdh. je Körperseite	Ausdauer zirka 30 min	Tisch S. 68 3 x 12 Wdh. je Körperseite	Lunge S. 52 3 x 12 Wdh. je Körperseite	Ausdauer zirka 30 min	

4-Wochen-Programm für Könner (Level IV)

Mittlerweile haben Sie durch das Training in Level I–III oder durch Ihr generelles Sporttreiben ein hohes Leistungsniveau erreicht und beherrschen die Übungen aus den vorhergehenden Stufen sicher. Ihr gutes Körpergefühl sagt Ihnen ganz genau, welche Übungen Ihnen gut tun und ob Sie in der einen oder anderen Übung ein klein wenig mehr Belastung oder ein klein wenig mehr koordinativen Anspruch gebrauchen können. Zu diesem Zweck sind die »alternativen« Übungen das geeignete Mittel. Das alternative Übungsprogramm ist einerseits hinsichtlich der Kraft schwieriger, vor allem aber fordert es Sie zusätzlich in Sachen Geschicklichkeit, Gleichgewicht und Körperspannung. Das Könnerprogramm/Level IV liefert Ihnen die optimale Vorbereitung auf Ihre Lieblingssportart – ganz egal, welchen Sport Sie schon betreiben oder in Zukunft betreiben wollen. Für Laufen, Skifahren, Skaten, Schwimmen und viele weitere Sportarten ist das Könnerprogramm eine gute Grundlage.

Damit auch Sie die anspruchsvollen Übungen dieses Programms immer sauber und korrekt ausführen, lesen Sie bitte zur Sicherheit die Bewegungsanweisungen zu den Übungen immer wieder einmal durch.

Wie in den anderen Levels trainieren Sie drei bis vier Übungen je Trainingstag in der vorgesehenen Reihenfolge. Nachdem Sie jede Übung einmal ausgeführt haben, wiederholen Sie die Übungen ein zweites, später auch ein drittes Mal. Von Woche zu Woche steigert der Plan die Belastung, um damit Ihrem Leistungsfortschritt gerecht zu werden. Sollte Ihnen das beschriebene Programm zu schwer oder zu leicht sein, reduzieren oder erhöhen Sie die Wiederholungszahlen pro Satz selbstständig um zwei bis drei Wiederholungen oder Sie trainieren einen Satz weniger, mindestens aber zwei Sätze.
Wenn Sie spüren, dass Ihnen die Übung zu schwer oder Sie Ihnen von der Ausführung zu kompliziert ist, gehen Sie einen Schritt zurück und wählen alternativ eine Übung aus dem einfacheren Level III oder sogar Level II.

Nicht vergessen: Wärmen Sie sich bitte unbedingt vor dem Training auf und beenden Sie das Training mit einigen Dehn- bzw. Entspannungsübungen! Hierzu lesen Sie bitte den entsprechenden Text in Level I (Seite 94 bzw. Seite 12).

Uschis Coaching-Tipp

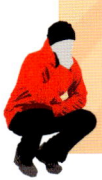

Bei allem Ehrgeiz sollten Sie die »Latte« hoch, aber nicht zu hoch hängen. Prüfen Sie genau, ob Sie die gewählte Übung korrekt realisieren können. Wenn nicht, dann ersetzen Sie diese nötigenfalls durch eine leichtere Variation. Sie können ja nach einiger Zeit des Übens und mit mehr Erfahrung zu der vorgesehene Übung/Level IV zurückkehren!

Die folgenden Fragen sollten Sie sich beim Training regelmäßig stellen, um gegebenenfalls eingeplante Übungen durch passendere Variationen zu ersetzen. Hören Sie auf Ihren Coach und vermeiden Sie unsaubere Bewegungsausführungen!

Spielen Sie diesen Gedankengang exemplarisch an einer von Ihnen ausgewählten Übung durch und notieren Sie im Folgenden Ihre Antworten.

Kann ich die Übung in allen Details korrekt und sauber ausführen?

....
....

Mache ich Ausweichbewegungen?

....
....

Kann ich die Übung gleichgewichtssicher ausführen oder verliere ich häufig die Kontrolle über meinen Körper?

....
....

Welche leichtere Übungsalternative ermöglicht mir ein sicheres und kontrolliertes Training?

....
....

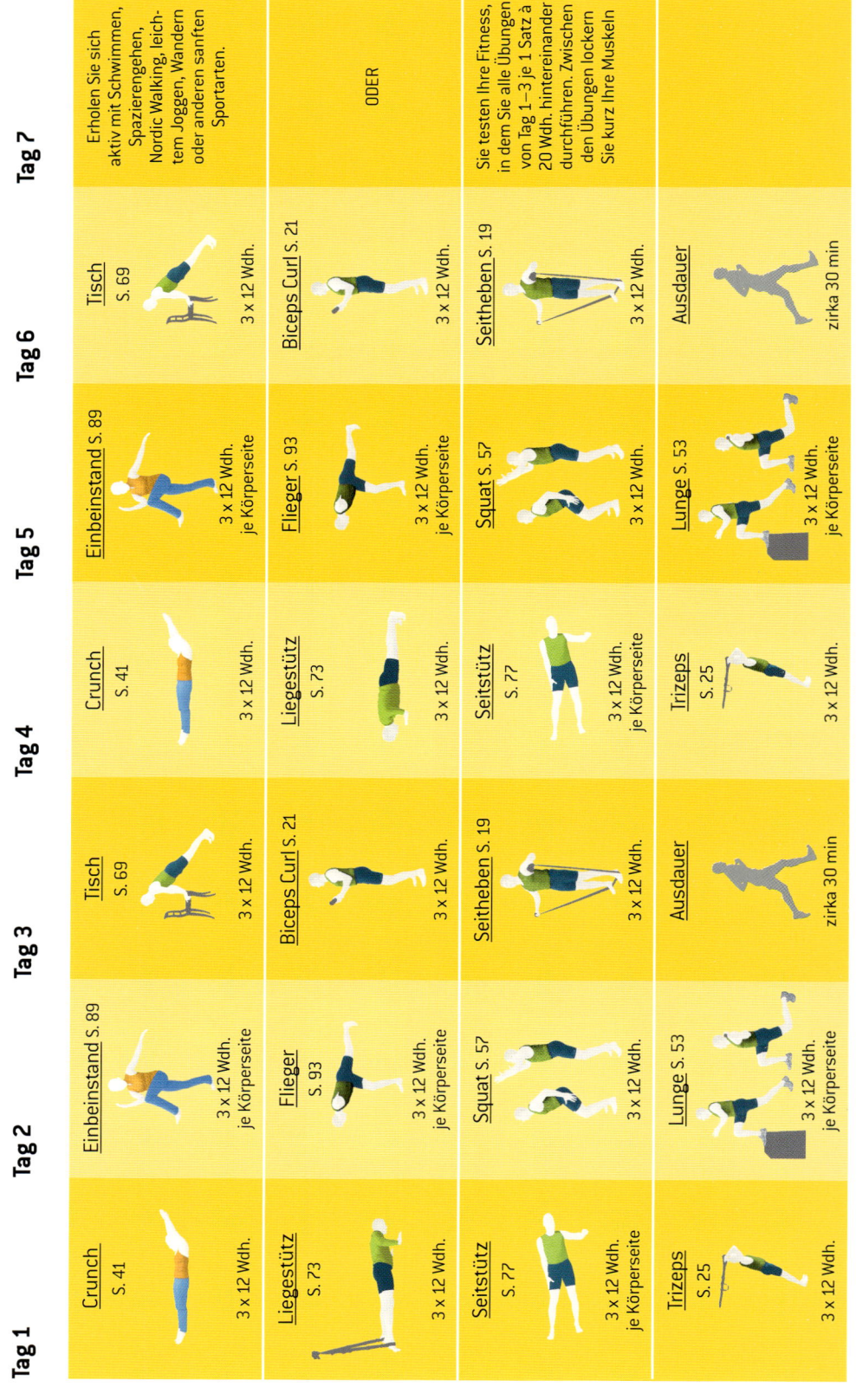

4-Wochen-Programm für Könner (Level IV)

Woche 2

	Tag 1	Tag 2	Tag 3	Tag 4	Tag 5	Tag 6	Tag 7
	Crunch S. 41 3 x 12 Wdh.	Einbeinstand S. 89 3 x 12 Wdh. je Körperseite	Tisch S. 69 3 x 12 Wdh.	Crunch S. 41 3 x 12 Wdh.	Einbeinstand S. 89 3 x 12 Wdh. je Körperseite	Tisch S. 69 3 x 12 Wdh.	Erholen Sie sich aktiv mit Schwimmen, Spazierengehen, Nordic Walking, leichtem Joggen, Wandern oder anderen sanften Sportarten.
	Liegestütz S. 73 3 x 12 Wdh.	Flieger S. 93 3 x 12 Wdh. je Körperseite	Biceps Curl S. 21 3 x 12 Wdh.	Liegestütz S. 73 3 x 12 Wdh.	Flieger S. 93 3 x 12 Wdh. je Körperseite	Biceps Curl S. 21 3 x 12 Wdh.	ODER
	Seitstütz S. 77 3 x 12 Wdh. je Körperseite	Squat S. 57 3 x 12 Wdh.	Seitheben S. 19 3 x 12 Wdh.	Seitstütz S. 77 3 x 12 Wdh. je Körperseite	Squat S. 57 3 x 12 Wdh.	Seitheben S. 19 3 x 12 Wdh.	Sie testen Ihre Fitness, in dem Sie alle Übungen von Tag 1–3 je 1 Satz à 20 Wdh. hintereinander durchführen. Zwischen den Übungen lockern Sie kurz Ihre Muskeln.
	Trizeps S. 25 3 x 12 Wdh.	Lunge S. 53 3 x 12 Wdh. je Körperseite	Ausdauer zirka 30 min	Trizeps S. 25 3 x 12 Wdh.	Lunge S. 53 3 x 12 Wdh. je Körperseite	Ausdauer zirka 30 min	

4-Wochen-Programm für Könner (Level IV)

Woche 3

	Tag 1	Tag 2	Tag 3	Tag 4	Tag 5	Tag 6	Tag 7
	Crunch diagonal S. 45 3 x 14 Wdh.	Einbeinstand S. 89 3 x 14 Wdh. je Körperseite	Tisch S. 69 3 x 14 Wdh.	Crunch diagonal S. 45 3 x 14 Wdh.	Einbeinstand S. 89 3 x 14 Wdh. je Körperseite	Tisch S. 69 3 x 14 Wdh.	Erholen Sie sich aktiv mit Schwimmen, Spazierengehen, Nordic Walking, leichtem Joggen, Wandern oder anderen sanften Sportarten.
	Liegestütz S. 73 3 x 14 Wdh.	Flieger S. 93 3 x 14 Wdh. je Körperseite	Biceps Curl S. 21 3 x 14 Wdh.	Liegestütz S. 73 3 x 14 Wdh.	Flieger S. 93 3 x 14 Wdh. je Körperseite	Biceps Curl S. 21 3 x 14 Wdh.	ODER
	Seitstütz S. 77 3 x 14 Wdh. je Körperseite	Squat S. 57 3 x 14 Wdh.	Seitheben S. 19 3 x 14 Wdh.	Seitstütz S. 77 3 x 14 Wdh. je Körperseite	Squat S. 57 3 x 14 Wdh.	Seitheben S. 19 3 x 14 Wdh.	Sie testen Ihre Fitness, in dem Sie alle Übungen von Tag 1–3 je 1 Satz à 20 Wdh. hintereinander durchführen. Zwischen den Übungen lockern Sie kurz Ihre Muskeln.
	Trizeps S. 25 3 x 14 Wdh.	Lunge S. 53 3 x 14 Wdh. je Körperseite	Ausdauer zirka 30 min	Trizeps S. 25 3 x 14 Wdh.	Lunge S. 53 3 x 14 Wdh. je Körperseite	Ausdauer zirka 30 min	

4-Wochen-Programm für Könner (Level IV)

Woche 4

	Tag 1	Tag 2	Tag 3	Tag 4	Tag 5	Tag 6	Tag 7
	Crunch diagonal S. 45 3 x 14 Wdh.	**Einbeinstand** S. 89 3 x 14 Wdh. je Körperseite	**Tisch** S. 69 3 x 14 Wdh.	**Crunch diagonal** S. 45 3 x 14 Wdh.	**Einbeinstand** S. 89 3 x 14 Wdh. je Körperseite	**Tisch** S. 69 3 x 14 Wdh.	Erholen Sie sich aktiv mit Schwimmen, Spazierengehen, Nordic Walking, leichtem Joggen, Wandern oder anderen sanften Sportarten.
	Liegestütz S. 73 3 x 14 Wdh.	**Flieger** S. 93 3 x 14 Wdh. je Körperseite	**Biceps Curl** S. 21 3 x 14 Wdh.	**Liegestütz** S. 73 3 x 14 Wdh.	**Flieger** S. 93 3 x 14 Wdh. je Körperseite	**Biceps Curl** S. 21 3 x 14 Wdh.	ODER
	Seitstütz S. 77 3 x 14 Wdh. je Körperseite	**Squat** S. 57 3 x 14 Wdh.	**Seitheben** S. 19 3 x 14 Wdh.	**Seitstütz** S. 77 3 x 14 Wdh. je Körperseite	**Squat** S. 57 3 x 14 Wdh.	**Seitheben** S. 19 3 x 14 Wdh.	Sie testen Ihre Fitness, in dem Sie alle Übungen von Tag 1–3 je 1 Satz à 20 Wdh. hintereinander durchführen. Zwischen den Übungen lockern Sie kurz Ihre Muskeln.
	Trizeps S. 25 3 x 14 Wdh.	**Lunge** S. 53 3 x 14 Wdh. je Körperseite	**Ausdauer** zirka 30 min	**Trizeps** S. 25 3 x 14 Wdh.	**Lunge** S. 53 3 x 14 Wdh. je Körperseite	**Ausdauer** zirka 30 min	

4-Wochen-Programm »Rückenfit«

Gehören Sie auch zu den Menschen, die regelmäßig unter unspezifischen Rückenschmerzen leiden? Spüren Sie beim Aufstehen am Morgen eine gewisse Steifigkeit in der Wirbelsäule und/oder macht sich der Rücken nach langem Sitzen oder Stehen bemerkbar? Dann sollten Sie baldmöglichst beginnen, etwas für Ihren Rücken zu tun! Aber auch wenn Sie noch keine Beschwerden haben, ist es sinnvoll, vorbeugend etwas zu tun. Denn Ihre Wirbelsäule wird im Laufe der Lebensjahre enorm beansprucht. Unser 4-Wochen-Programm »rückenfit« wird Ihnen helfen, die Rückenmuskulatur zu stärken, die Wirbelsäule beweglich zu halten und Ihr Wohlbefinden insgesamt zu verbessern.

In den folgenden Wochenplänen sind für Sie jeden Tag drei bis vier Übungen vorgesehen. Das Thema Kraft ist nur die halbe Wahrheit. Deshalb finden Sie im Programm »Rückenfit« auch Übungen zum Mobilisieren, Entspannen, Dehnen und vor allem für die Körperwahrnehmung. Die einzelnen Übungen sind pro Tag in einer bestimmten Reihenfolge dargestellt. So führen Sie die Übungen in der Spalte von oben nach unten hintereinander aus (je Übung ein Satz à zwölf Wiederholungen) und beginnen dann die zweite Runde wieder mit der ersten Übung. Alle Übungen, die Ihre Beschwerden deutlich verstärken, lassen Sie bitte weg!

Führen Sie die Übungen immer mit voller Aufmerksamkeit durch. Konzentrieren Sie sich auf jeden einzelnen Teil der Bewegung und nehmen Sie die Bewegungen ganz bewusst wahr. So lernen Sie Ihren Körper besser kennen und können in der Folge möglicherweise rechtzeitig aufkommende Verspannungen und Beschwerden im Rücken spüren und etwas dagegen tun.

Zum Abschluss des täglichen »Rückenfit«-Trainings sollten Sie noch 5–10 Minuten in der Rückenlage entspannen. Führen Sie zum Einstieg in die Entspannung den »Mond« (Seite 15) auf beiden Körperseiten durch, und machen Sie es sich dann in der Rückenlage bequem. Schließen Sie Ihre Augen, lassen Sie Ihren Atem ruhig und gleichmäßig fließen und »reisen« Sie dann in Gedanken einmal durch Ihren Körper. Beginnen Sie bei Ihren Füßen und beenden Sie die »Körperreise« am Scheitel. Genießen Sie den Moment, und lassen Sie sich Zeit zum Aufstehen!

Uschis Coaching-Tipp

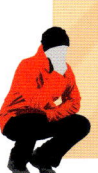

Eine gute Körperwahrnehmung ist ein entscheidender Faktor für die Befindlichkeit im Rücken. Lenken Sie regelmäßig all Ihre Gedanken in Ihren Körper: Wie fühlt sich Ihr Rücken an? Lernen Sie Spannungs- und Entspannungszustände zu erspüren, und probieren Sie aus, welche Übung Ihnen bzw. Ihrem Rücken gut tut und welche nicht.

Die folgenden Fragen werden Ihnen helfen, Ihre »Wohlfühlübungen« für den Rücken zu finden. Probieren Sie verschiedene Übungen (»rückenfit«, Level I, Mobilisations- bzw. Dehnübungen) aus und beantworten Sie für jede einzelne Übung alle Fragen. Zum Abschluss notieren Sie sich auf dieser Seite des Buches Ihre »Wohlfühlübungsauswahl«.

Kann ich die Ausgangsposition der Übung ohne Probleme einnehmen?

....
....
....

Fühlt sich die Bewegung rund und angenehm an?

....
....
....

Ist die Belastung für den Rücken auch mit ansteigender Wiederholungszahl bzw. Satzzahl angenehm?

....
....
....

Fühlt sich der Rücken nach der Übung deutlich besser an?

....
....
....

4-Wochen-Programm für »Rückenfit«

Woche 1

	Tag 1	Tag 2	Tag 3	Tag 4	Tag 5	Tag 6	Tag 7
	Crunch S. 38 — 2 x 12 Wdh	Rolling up/down S. 82 — 2 x 12 Wdh.	Trizeps S. 22 — 2 x 12 Wdh.	Crunch S. 38 — 2 x 12 Wdh	Rolling up/down S. 82 — 2 x 12 Wdh.	Trizeps S. 22 — 2 x 12 Wdh.	Erholen Sie sich aktiv mit Schwimmen, Spazierengehen, Nordic Walking, leichtem Joggen, Wandern oder anderen sanften Sportarten.
	Schulterbrücke S. 78 — 2 x 12 Wdh.	Abduktoren/Gesäß S. 62 — 2 x 12 Wdh. je Körperseite	Diagonalheben S. 34 — 2 x 12 Wdh. je Körperseite	Schulterbrücke S. 78 — 2 x 12 Wdh.	Abduktoren/Gesäß S. 62 — 2 x 12 Wdh. je Körperseite	Diagonalheben S. 34 — 2 x 12 Wdh. je Körperseite	ODER
	Seitstütz S. 74 — 2 x 12 Wdh. je Körperseite	Adduktoren S. 58 — 2 x 12 Wdh. je Körperseite	Einbeinstand S. 86 — 2 x 12 Wdh. je Körperseite	Seitstütz S. 74 — 2 x 12 Wdh. je Körperseite	Adduktoren S. 58 — 2 x 12 Wdh. je Körperseite	Einbeinstand S. 86 — 2 x 12 Wdh. je Körperseite	Mit einer Auswahl Ihrer persönlichen Favoriten aus den Übungssammlungen für Dehnung, Mobilisation und Entspannung (siehe Seite 8 ff)
	Oberkörperheben S. 30 — 2 x 12 Wdh.	Tisch S. 66 — 2 x 12 Wdh.	Spazierengehen — zirka 10–20 min	Oberkörperheben S. 30 — 2 x 12 Wdh. je Körperseite	Tisch S. 66 — 2 x 12 Wdh.	Spazierengehen — zirka 10–20 min	

4-Wochen-Programm für »Rückenfit«

Woche 2

	Tag 1	Tag 2	Tag 3	Tag 4	Tag 5	Tag 6	Tag 7
	Crunch S. 38	Rolling up/down S. 82	Trizeps S. 22	Crunch S. 38	Rolling up/down S. 82	Trizeps S. 22	Erholen Sie sich aktiv mit Schwimmen, Spazierengehen, Nordic Walking, leichtem Joggen, Wandern oder anderen sanften Sportarten.
	2 x 14 Wdh	2 x 14 Wdh.	2 x 14 Wdh.	2 x 14 Wdh	2 x 14 Wdh.	2 x 14 Wdh.	
	Schulterbrücke S. 78	Abduktoren/Gesäß S. 62	Diagonalheben S. 34	Schulterbrücke S. 78	Abduktoren/Gesäß S. 62	Diagonalheben S. 34	ODER
	2 x 14 Wdh.	2 x 14 Wdh. je Körperseite	2 x 14 Wdh. je Körperseite	2 x 14 Wdh.	2 x 14 Wdh. je Körperseite	2 x 14 Wdh. je Körperseite	
	Seitstütz S. 74	Adduktoren S. 58	Einbeinstand S. 86	Seitstütz S. 74	Adduktoren S. 58	Einbeinstand S. 86	Mit einer Auswahl Ihrer persönlichen Favoriten aus den Übungssammlungen für Dehnung, Mobilisation und Entspannung (siehe Seite 8 ff)
	2 x 14 Wdh. je Körperseite	2 x 12 Wdh. je Körperseite	2 x 14 Wdh. je Körperseite	2 x 14 Wdh. je Körperseite	2 x 12 Wdh. je Körperseite	2 x 14 Wdh. je Körperseite	
	Oberkörperheben S. 30	Tisch S. 66	Spazierengehen	Oberkörperheben S. 30	Tisch S. 66	Spazierengehen	
	2 x 14 Wdh.	2 x 12 Wdh.	zirka 10–20 min	2 x 14 Wdh.	2 x 12 Wdh. je Körperseite	zirka 10–20 min	

4-Wochen-Programm für »Rückenfit«

Woche 3

	Tag 1	Tag 2	Tag 3	Tag 4	Tag 5	Tag 6	Tag 7
	Crunch diagonal S. 44 3 x 8 Wdh. je Körperseite	Rolling up/down S. 82 3 x 12 Wdh.	Trizeps S. 22 3 x 12 Wdh.	Crunch diagonal S. 44 3 x 8 Wdh. je Körperseite	Rolling up/down S. 82 3 x 12 Wdh.	Trizeps S. 22 3 x 12 Wdh.	Erholen Sie sich aktiv mit Schwimmen, Spazierengehen, Nordic Walking, leichtem Joggen, Wandern oder anderen sanften Sportarten.
	Schulterbrücke S. 78 3 x 12 Wdh.	Abduktoren/Gesäß S. 62 3 x 12 Wdh. je Körperseite	Diagonalheben S. 34 3 x 12 Wdh. je Körperseite	Schulterbrücke S. 78 3 x 12 Wdh.	Abduktoren/Gesäß S. 62 3 x 12 Wdh. je Körperseite	Diagonalheben S. 34 3 x 12 Wdh. je Körperseite	ODER
	Seitstütz S. 74 3 x 12 Wdh. je Körperseite	Adduktoren S. 58 3 x 12 Wdh. je Körperseite	Einbeinstand S. 86 3 x 12 Wdh. je Körperseite	Seitstütz S. 74 3 x 12 Wdh. je Körperseite	Adduktoren S. 58 3 x 12 Wdh. je Körperseite	Einbeinstand S. 86 3 x 12 Wdh. je Körperseite	Mit einer Auswahl Ihrer persönlichen Favoriten aus den Übungssammlungen für Dehnung, Mobilisation und Entspannung (siehe Seite 8 ff)
	Oberkörperheben S. 30 3 x 12 Wdh.	Tisch S. 66 3 x 12 Wdh.	Spazierengehen zirka 10–20 min	Oberkörperheben S. 30 3 x 12 Wdh.	Tisch S. 66 3 x 12 Wdh.	Spazierengehen zirka 10–20 min	

4-Wochen-Programm für »Rückenfit«

Woche 4

Tag 1	Tag 2	Tag 3	Tag 4	Tag 5	Tag 6	Tag 7
Crunch diagonal S. 44 — 3 x 10 Wdh. je Körperseite	Rolling up/down S. 82 — 3 x 14 Wdh.	Trizeps S. 22 — 3 x 14 Wdh.	Crunch diagonal S. 44 — 3 x 10 Wdh. je Körperseite	Rolling up/down S. 82 — 3 x 14 Wdh.	Trizeps S. 22 — 3 x 14 Wdh.	Erholen Sie sich aktiv mit Schwimmen, Spazierengehen, Nordic Walking, leichtem Joggen, Wandern oder anderen sanften Sportarten.
Schulterbrücke S. 78 — 3 x 14 Wdh.	Abduktoren/Gesäß S. 62 — 3 x 14 Wdh. je Körperseite	Diagonalheben S. 34 — 3 x 14 Wdh. je Körperseite	Schulterbrücke S. 78 — 3 x 14 Wdh.	Abduktoren/Gesäß S. 62 — 3 x 14 Wdh. je Körperseite	Diagonalheben S. 34 — 3 x 14 Wdh. je Körperseite	ODER
Seitstütz S. 74 — 3 x 14 Wdh. je Körperseite	Adduktoren S. 58 — 3 x 14 Wdh. je Körperseite	Einbeinstand S. 86 — 3 x 14 Wdh. je Körperseite	Seitstütz S. 74 — 3 x 14 Wdh. je Körperseite	Adduktoren S. 58 — 3 x 14 Wdh. je Körperseite	Einbeinstand S. 86 — 3 x 14 Wdh. je Körperseite	Mit einer Auswahl Ihrer persönlichen Favoriten aus den Übungssammlungen für Dehnung, Mobilisation und Entspannung (siehe Seite 8 ff)
Oberkörperheben S. 30 — 3 x 14 Wdh.	Tisch S. 66 — 3 x 14 Wdh.	Spazierengehen — zirka 10–20 min	Oberkörperheben S. 30 — 3 x 14 Wdh.	Tisch S. 66 — 3 x 14 Wdh.	Spazierengehen — zirka 10–20 min	

4-Wochen-Programm »Skifit«

Sie freuen sich schon auf Ihren geplanten Winterurlaub im Schnee? Sie wollen dann gerne Skifahren und die Zeit auf den Pisten in vollen Zügen genießen. Damit Ihnen das noch besser gelingt, bereiten Sie sich am besten mit dem 4-Wochen-Programm »Skifit« vor. Sie werden im Verlauf des Trainings sehen und spüren, dass Sie sich immer besser fühlen. Der Unterschied zeigt sich auf der Piste: Hier halten Sie in jedem Fall besser durch und müssen seltener stehen bleiben, um auszuruhen und Kraft zu tanken. Ihre Beine sind den Belastungen des Skitages besser gewachsen und am Abend werden Sie sich frischer und weniger müde fühlen als sonst. Zudem werden Ihre Gelenke und damit auch der Rücken durch die gestärkte und elastischere Muskulatur gesichert und vor Verletzungen geschützt.

Im Programm finden Sie einen guten Mix aus Übungen für die Kraft der Bein- und Hüftmuskulatur sowie für die Stützkraft der Muskeln des Rumpfes und die der angrenzenden Gelenke. Zusätzlich sind Gleichgewichtsübungen enthalten, die Sie gerne noch durch selbstgewählte Mobilisations-, Dehnungs- und Entspannungsübungen (siehe Seite 12 ff.) ergänzen können. So versorgt Sie das »skifit«-Programm mit allen Fähigkeiten, die Sie zum Skifahren benötigen.

Wie in den anderen Levels haben Sie drei bis vier Übungen je Trainingstag auf dem Programm, die Sie bitte in der vorgesehenen Reihenfolge trainieren. Nachdem Sie jede Übung einmal ausgeführt haben, wiederholen Sie die Übungen ein zweites, später auch ein drittes Mal. Wegen des zu erwartenden Leistungsfortschrittes steigert der Plan die Belastung. Sollte Ihnen das zu schwer oder zu leicht sein, reduzieren oder erhöhen Sie die Wiederholungszahlen pro Satz selbst um zwei bis drei Wiederholungen oder trainieren einen Satz weniger, mindestens aber zwei Sätze. Ideal wäre, wenn Sie acht Wochen vor dem Skifahren starten und nach dem ersten 4-Wochen-Durchgang das Programm noch ein weiteres Mal wiederholen – dann am besten mit einem Satz mehr pro Übung.

Nicht vergessen: Wärmen Sie sich bitte unbedingt vor dem Training auf und beenden Sie das Training mit einigen Dehn- bzw. Entspannungsübungen! Hierzu lesen Sie bitte den entsprechenden Text in Level I (Seite 94 bzw. Seite 12 ff.).

Uschis Coaching-Tipp

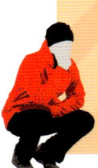

Mit absolviertem »Skifit« gehen Sie bestens vorbereitet in die neue Skisaison oder den Skiurlaub. Ein zusätzliches Lauf- oder Nordic-Walking-Training kann den Effekt positiv unterstützen. Lassen Sie es auf der Piste dennoch vorsichtig angehen und finden Sie erst einmal die Sicherheit im Bewegungsablauf. Übertreiben Sie nichts!

Planung ist alles – auch beim Thema »skifit«. Stellen Sie in der Tabelle unten einen Terminplan auf und belohnen Sie sich, wenn Sie sich daran halten!

	Datum	Belohnung
Geplanter erster Skitag bzw. Skiurlaub		
1. Durchgang »skifit«		
2. Durchgang »skifit«		

Woche 1

4-Wochen-Programm für »Skifit«

	Tag 1	Tag 2	Tag 3	Tag 4	Tag 5	Tag 6	Tag 7
	Abduktoren S. 64 2 x 12 Wdh. je Körperseite	oberer Rücken S. 27 2 x 12 Wdh.	Einbeinstand S. 87 2 x 12 Wdh. je Körperseite	Abduktoren S. 64 2 x 12 Wdh. je Körperseite	oberer Rücken S. 27 2 x 12 Wdh.	Einbeinstand S. 87 2 x 12 Wdh. je Körperseite	Erholen Sie sich aktiv mit Schwimmen, Spazierengehen, Nordic Walking, leichtem Joggen, Wandern oder anderen sanften Sportarten.
	Adduktoren S. 60 2 x 12 Wdh. je Körperseite	Tisch S. 67 2 x 12 Wdh.	Trizeps S. 23 2 x 12 Wdh.	Adduktoren S. 60 2 x 12 Wdh. je Körperseite	Tisch S. 67 2 x 12 Wdh.	Trizeps S. 23 2 x 12 Wdh.	ODER
	Squat S. 55 2 x 12 Wdh.	Flieger S. 91 2 x 12 Wdh. je Körperseite	Crunch diagonal S. 45 2 x 10 Wdh. je Körperseite	Squat S. 55 2 x 12 Wdh.	Flieger S. 91 2 x 12 Wdh. je Körperseite	Crunch diagonal S. 45 2 x 10 Wdh. je Körperseite	Sie testen Ihre Fitness, in dem Sie alle Übungen von Tag 1–3 je 1 Satz à 20 Wdh. hintereinander durchführen. Zwischen den Übungen lockern Sie kurz Ihre Muskeln.
	Lunge S. 52 2 x 12 Wdh. je Körperseite	Liegestütz S. 71 2 x 12 Wdh.	Ausdauer zirka 30 min	Lunge S. 52 2 x 12 Wdh. je Körperseite	Liegestütz S. 71 2 x 12 Wdh.	Ausdauer zirka 30 min	

4-Wochen-Programm für »Skifit«

Woche 2

	Tag 1	Tag 2	Tag 3	Tag 4	Tag 5	Tag 6	Tag 7
	Abduktoren S. 64 2 x 14 Wdh. je Körperseite	oberer Rücken S. 27 2 x 14 Wdh.	Einbeinstand S. 87 2 x 14 Wdh. je Körperseite	Abduktoren S. 64 2 x 14 Wdh. je Körperseite	oberer Rücken S. 27 2 x 14 Wdh.	Einbeinstand S. 87 2 x 14 Wdh. je Körperseite	Erholen Sie sich aktiv mit Schwimmen, Spazierengehen, Nordic Walking, leichtem Joggen, Wandern oder anderen sanften Sportarten.
	Adduktoren S. 60 2 x 14 Wdh.	Tisch S. 67 2 x 14 Wdh.	Trizeps S. 23 2 x 14 Wdh.	Adduktoren S. 60 2 x 14 Wdh.	Tisch S. 67 2 x 14 Wdh.	Trizeps S. 23 2 x 14 Wdh.	ODER
	Squat S. 55 2 x 14 Wdh.	Flieger S. 91 2 x 14 Wdh. je Körperseite	Crunch diagonal S. 45 2 x 12 Wdh. je Körperseite	Squat S. 55 2 x 14 Wdh.	Flieger S. 91 2 x 14 Wdh. je Körperseite	Crunch diagonal S. 45 2 x 12 Wdh. je Körperseite	Sie testen Ihre Fitness, in dem Sie alle Übungen von Tag 1–3 je 1 Satz à 20 Wdh. hintereinander durchführen. Zwischen den Übungen lockern Sie kurz Ihre Muskeln.
	Lunge S. 52 2 x 14 Wdh. je Körperseite	Liegestütz S. 71 2 x 14 Wdh.	Ausdauer zirka 30 min	Lunge S. 52 2 x 14 Wdh. je Körperseite	Liegestütz S. 71 2 x 14 Wdh.	Ausdauer zirka 30 min	

4-Wochen-Programm für »Skifit«

Woche 3

	Tag 1	Tag 2	Tag 3	Tag 4	Tag 5	Tag 6	Tag 7
1	Abduktoren S. 64 — 3 x 12 Wdh. je Körperseite	oberer Rücken S. 27 — 3 x 12 Wdh.	Einbeinstand S. 87 — 3 x 12 Wdh. je Körperseite	Abduktoren S. 64 — 3 x 12 Wdh. je Körperseite	oberer Rücken S. 27 — 3 x 12 Wdh.	Einbeinstand S. 87 — 3 x 12 Wdh. je Körperseite	Erholen Sie sich aktiv mit Schwimmen, Spazierengehen, Nordic Walking, leichtem Joggen, Wandern oder anderen sanften Sportarten.
2	Adduktoren S. 60 — 3 x 12 Wdh.	Tisch S. 67 — 3 x 12 Wdh.	Trizeps S. 23 — 3 x 12 Wdh.	Adduktoren S. 60 — 3 x 12 Wdh. je Körperseite	Tisch S. 67 — 3 x 12 Wdh.	Trizeps S. 23 — 3 x 12 Wdh.	ODER
3	Squat S. 55 — 3 x 12 Wdh.	Flieger S. 91 — 3 x 12 Wdh. je Körperseite	Crunch diagonal S. 45 — 3 x 10 Wdh. je Körperseite	Squat S. 55 — 3 x 12 Wdh.	Flieger S. 91 — 3 x 12 Wdh. je Körperseite	Crunch diagonal S. 45 — 3 x 10 Wdh. je Körperseite	Sie testen Ihre Fitness, in dem Sie alle Übungen von Tag 1–3 je 1 Satz à 20 Wdh. hintereinander durchführen. Zwischen den Übungen lockern Sie kurz Ihre Muskeln.
4	Lunge S. 52 — 3 x 12 Wdh. je Körperseite	Liegestütz S. 71 — 3 x 12 Wdh.	Ausdauer — zirka 30 min	Lunge S. 52 — 3 x 12 Wdh. je Körperseite	Liegestütz S. 71 — 3 x 12 Wdh.	Ausdauer — zirka 30 min	

4-Wochen-Programm für »Skifit«

Woche 4

	Tag 1	Tag 2	Tag 3	Tag 4	Tag 5	Tag 6	Tag 7
	Abduktoren S. 64 3 x 14 Wdh. je Körperseite	oberer Rücken S. 27 3 x 14 Wdh.	Einbeinstand S. 87 3 x 14 Wdh. je Körperseite	Abduktoren S. 64 3 x 14 Wdh. je Körperseite	oberer Rücken S. 27 3 x 14 Wdh.	Einbeinstand S. 87 3 x 14 Wdh. je Körperseite	Erholen Sie sich aktiv mit Schwimmen, Spazierengehen, Nordic Walking, leichtem Joggen, Wandern oder anderen sanften Sportarten.
	Adduktoren S. 60 3 x 14 Wdh. je Körperseite	Tisch S. 67 3 x 14 Wdh.	Trizeps S. 23 3 x 14 Wdh.	Adduktoren S. 60 3 x 14 Wdh. je Körperseite	Tisch S. 67 3 x 14 Wdh.	Trizeps S. 23 3 x 14 Wdh.	ODER
	Squat S. 55 3 x 14 Wdh.	Flieger S. 91 3 x 14 Wdh. je Körperseite	Crunch diagonal S. 45 3 x 12 Wdh. je Körperseite	Squat S. 55 3 x 14 Wdh.	Flieger S. 91 3 x 14 Wdh. je Körperseite	Crunch diagonal S. 45 3 x 12 Wdh. je Körperseite	Sie testen Ihre Fitness, in dem Sie alle Übungen von Tag 1–3 je 1 Satz à 20 Wdh. hintereinander durchführen. Zwischen den Übungen lockern Sie kurz Ihre Muskeln.
	Lunge S. 52 3 x 14 Wdh. je Körperseite	Liegestütz S. 71 3 x 14 Wdh.	Ausdauer zirka 30 min	Lunge S. 52 3 x 14 Wdh. je Körperseite	Liegestütz S. 71 3 x 14 Wdh.	Ausdauer zirka 30 min	

4-Wochen-Programm »Workfit«

Geht es Ihnen auch so, dass Sie lange in einer Körperhaltung arbeiten müssen? Spüren Sie eventuell sogar Verspannungen oder Schmerzen, die Sie den Arbeitshaltungen oder Belastungen im Alltag zuordnen können? Dann sollten Sie das Programm »workfit« ausprobieren. Sicher können Sie damit die Beanspruchungen des Arbeitsprozesses verringern oder diesen vorbeugen.
Sie können dabei zwei Wege beschreiten. Einerseits lassen sich die »workfit«-Übungen am Feierabend an einem Stück anwenden. Andererseits macht sich die Wirkung der Übungen auch dann bezahlt, wenn Sie die Übungen über den Arbeitstag verteilen und sie sozusagen als kurze Bewegungspausen von 1–3 Minuten nutzen. Sie verlieren dabei kaum Zeit und werden erleben, dass Sie nach dem Üben produktiver und frischer ans Werk gehen werden.

Die Auswahl der »Workfit«-Übungen entspricht dabei ganz bewusst den Anforderungen des Alltags:
> Sie sind leicht und ohne großen Aufwand am Arbeitsplatz anwendbar.
> Sie benötigen keine zusätzlichen Geräte, sondern nutzen Alltagsdinge, wie z. B. einen Stuhl, der normalerweise überall vorhanden ist.
> Sie trainieren die Muskelgruppen und Körperregionen, die im Arbeitsalltag üblicherweise zu wenig bewegt werden.

Probieren Sie es aus! Sie werden spüren wie gut es Ihnen tut, gelegentlich eine Bewegungspause zu machen. Für die Anwendung am Arbeitsplatz wählen Sie aus dem Übungsprogramm je Pause immer nur eine Übung aus und trainieren diese mit einem, höchstens zwei Sätzen. Bei der nächsten Pause verwenden Sie die nächste Übung des Programms.
Wollen Sie stattdessen das komplette Programm anwenden, gehen Sie nach dem folgenden Muster vor. Im »Workfit«-Trainingsprogramm sind für Sie jeden Tag drei bis vier Übungen vorgesehen, wobei sich Kräftigungs-, Mobilisations- und Dehnübungen abwechseln. Führen Sie die Übungen in der Spalte von oben nach unten hintereinander aus (je Übung ein Satz à zwölf Wiederholungen) und beginnen dann die zweite Runde wieder mit der ersten Übung.
Achten Sie bitte immer darauf, alle Übungen weich und locker auszuführen, denn das Ziel des »Workfit«-Programmes ist es, einen Ausgleich zum anspruchsvollen und manchmal stressigen Alltag/Beruf zu schaffen und nicht, den Körper mit einem anstrengenden Training zusätzlich zu belasten. Sobald Sie Gefahr laufen, sich übermäßig anstrengen zu müssen, sollten Sie die Übung abbrechen!

Uschis Coaching-Tipp

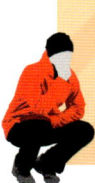

Finden Sie den richtigen Zeitpunkt für eine Bewegungspause im Arbeitsalltag! Und lassen Sie die Bewegungspausen zu einer regelmäßigen Routine werden, um drohende Verspannungen erst gar nicht aufkommen zu lassen. Kleine und kurze Einheiten helfen dabei meist besser als ein langes intensives Training.

Die folgenden Fragen sollen Ihnen bei der Vorbereitung und Umsetzung Ihrer zukünftigen Bewegungspausen helfen. Notieren Sie Ihre Antworten und bestätigen Sie zum Abschluss mit Ihrer Unterschrift den Start des »workfit«-Programms.

Wann bietet sich in meinem Tagesablauf eine Bewegungspause an?

....

....

Wie oft kann ich eine Bewegungspause im Tagesablauf einplanen?

....

....

Welche Übungen kann ich während der Arbeit – beispielsweise beim Telefonieren – durchführen?

....

....

Welche Erinnerungsfunktion werde ich nutzen?

....

....

**Ab .... den, ... werde ich ....
Bewegungspause/n pro Tag durchführen.**

Unterschrift: ....

4-Wochen-Programm für »Workfit«

Woche 1

Tag 1	Tag 2	Tag 3	Tag 4	Tag 5	Tag 6	Tag 7
Wadenheben S. 46 2 x 12 Wdh.	Biceps Curl S. 20 2 x 12 Wdh.	Rolling up/down S. 83 2 x 12 Wdh.	Wadenheben S. 46 2 x 12 Wdh.	Biceps Curl S. 20 2 x 12 Wdh.	Rolling up/down S. 83 2 x 12 Wdh.	Erholen Sie sich aktiv mit Schwimmen, Spazierengehen, Nordic Walking, leichtem Joggen, Wandern oder anderen sanften Sportarten.
Squat S. 55 2 x 12 Wdh.	oberer Rücken S. 26 2 x 12 Wdh. je Körperseite	Tisch S. 69 2 x 12 Wdh. je Körperseite	Squat S. 55 2 x 12 Wdh.	oberer Rücken S. 26 2 x 12 Wdh. je Körperseite	Tisch S. 69 2 x 12 Wdh. je Körperseite	ODER
Abduktoren S. 64 2 x 12 Wdh. je Körperseite	Liegestütz S. 73 2 x 12 Wdh. je Körperseite	Flieger S. 90 2 x 12 Wdh. je Körperseite	Abduktoren S. 64 2 x 12 Wdh. je Körperseite	Liegestütz S. 73 2 x 12 Wdh. je Körperseite	Flieger S. 90 2 x 12 Wdh. je Körperseite	Sie testen Ihre Fitness, in dem Sie alle Übungen von Tag 1–3 je 1 Satz à 20 Wdh. hintereinander durchführen. Zwischen den Übungen lockern Sie kurz Ihre Muskeln.
Lunge S. 51 2 x 12 Wdh je Körperseite	Einbeinstand S. 87 2 x 12 Wdh. je Körperseite	Diagonalheben S. 37 2 x 12 Wdh, je Arm	Lunge S. 51 2 x 12 Wdh je Körperseite	Einbeinstand S. 87 2 x 12 Wdh. je Körperseite	Diagonalheben S. 37 2 x 12 Wdh, je Arm	

4-Wochen-Programm für »Workfit«

Woche 2

	Tag 1	Tag 2	Tag 3	Tag 4	Tag 5	Tag 6	Tag 7
	Wadenheben S. 46 — 2 x 12 Wdh.	Biceps Curl S. 20 — 2 x 12 Wdh.	Rolling up/down S. 83 — 2 x 12 Wdh. je Körperseite	Wadenheben S. 46 — 2 x 12 Wdh	Biceps Curl S. 20 — 2 x 12 Wdh.	Rolling up/down S. 83 — 2 x 12 Wdh.	Erholen Sie sich aktiv mit Schwimmen, Spazierengehen, Nordic Walking, leichtem Joggen, Wandern oder anderen sanften Sportarten.
	Squat S. 55 — 2 x 12 Wdh.	oberer Rücken S. 26 — 2 x 12 Wdh. je Körperseite	Tisch S. 69 — 2 x 12 Wdh. je Körperseite	Squat S. 55 — 2 x 12 Wdh.	oberer Rücken S. 26 — 2 x 12 Wdh. je Körperseite	Tisch S. 69 — 2 x 12 Wdh. je Körperseite	ODER
	Abduktoren S. 64 — 2 x 12 Wdh. je Körperseite	Liegestütz S. 73 — 2 x 12 Wdh. je Körperseite	Flieger S. 90 — 2 x 12 Wdh. je Körperseite	Abduktoren S. 64 — 2 x 12 Wdh. je Körperseite	Liegestütz S. 73 — 2 x 12 Wdh. je Körperseite	Flieger S. 90 — 2 x 12 Wdh. je Körperseite	Sie testen Ihre Fitness, in dem Sie alle Übungen von Tag 1–3 je 1 Satz à 20 Wdh. hintereinander durchführen. Zwischen den Übungen lockern Sie kurz Ihre Muskeln.
	Lunge S. 51 — 2 x 12 Wdh je Körperseite	Einbeinstand S. 87 — 2 x 12 Wdh. je Körperseite	Diagonalheben S. 37 — 2 x 12 Wdh. je Arm	Lunge S. 51 — 2 x 12 Wdh. je Körperseite	Einbeinstand S. 87 — 2 x 12 Wdh. je Körperseite	Diagonalheben S. 37 — 2 x 12 Wdh. je Arm	

Woche 3

4-Wochen-Programm für »Workfit«

	Tag 1	Tag 2	Tag 3	Tag 4	Tag 5	Tag 6	Tag 7
	Wadenheben S. 46 2 x 12 Wdh.	**Biceps Curl** S. 20 2 x 12 Wdh.	**Rolling up/down** S. 83 2 x 12 Wdh.	**Wadenheben** S. 46 2 x 12 Wdh	**Biceps Curl** S. 20 2 x 12 Wdh.	**Rolling up/down** S. 83 2 x 12 Wdh.	Erholen Sie sich aktiv mit Schwimmen, Spazierengehen, Nordic Walking, leichtem Joggen, Wandern oder anderen sanften Sportarten.
	Squat S. 55 2 x 12 Wdh.	**oberer Rücken** S. 26 2 x 12 Wdh. je Körperseite	**Tisch** S. 69 2 x 12 Wdh. je Körperseite	**Squat** S. 55 2 x 12 Wdh.	**oberer Rücken** S. 26 2 x 12 Wdh. je Körperseite	**Tisch** S. 69 2 x 12 Wdh. je Körperseite	ODER
	Abduktoren S. 64 2 x 12 Wdh. je Körperseite	**Liegestütz** S. 73 2 x 12 Wdh.	**Flieger** S. 90 2 x 12 Wdh. je Körperseite	**Abduktoren** S. 64 2 x 12 Wdh. je Körperseite	**Liegestütz** S. 73 2 x 12 Wdh. je Körperseite	**Flieger** S. 90 2 x 12 Wdh. je Körperseite	Sie testen Ihre Fitness, in dem Sie alle Übungen von Tag 1–3 je 1 Satz à 20 Wdh. hintereinander durchführen. Zwischen den Übungen lockern Sie kurz Ihre Muskeln.
	Lunge S. 51 2 x 12 Wdh je Körperseite	**Einbeinstand** S. 87 2 x 12 Wdh. je Körperseite	**Diagonalheben** S. 37 2 x 12 Wdh. je Arm	**Lunge** S. 51 2 x 12 Wdh je Körperseite	**Einbeinstand** S. 87 2 x 12 Wdh. je Körperseite	**Diagonalheben** S. 37 2 x 12 Wdh. je Arm	

4-Wochen-Programm für »Workfit«

Woche 4

	Tag 1	Tag 2	Tag 3	Tag 4	Tag 5	Tag 6	Tag 7
	Wadenheben S. 46 2 x 12 Wdh	**Biceps Curl** S. 20 2 x 12 Wdh.	**Rolling up/down** S. 83 2 x 12 Wdh.	**Wadenheben** S. 46 2 x 12 Wdh	**Biceps Curl** S. 20 2 x 12 Wdh.	**Rolling up/down** S. 83 2 x 12 Wdh.	Erholen Sie sich aktiv mit Schwimmen, Spazierengehen, Nordic Walking, leichtem Joggen, Wandern oder anderen sanften Sportarten.
	Squat S. 55 2 x 12 Wdh.	**oberer Rücken** S. 26 2 x 12 Wdh. je Körperseite	**Tisch** S. 69 2 x 12 Wdh. je Körperseite	**Squat** S. 55 2 x 12 Wdh.	**oberer Rücken** S. 26 2 x 12 Wdh. je Körperseite	**Tisch** S. 69 2 x 12 Wdh. je Körperseite	ODER
	Abduktoren S. 64 2 x 12 Wdh. je Körperseite	**Liegestütz** S. 73 2 x 12 Wdh. je Körperseite	**Flieger** S. 90 2 x 12 Wdh. je Körperseite	**Abduktoren** S. 64 2 x 12 Wdh. je Körperseite	**Liegestütz** S. 73 2 x 12 Wdh. je Körperseite	**Flieger** S. 90 2 x 12 Wdh. je Körperseite	Sie testen Ihre Fitness, in dem Sie alle Übungen von Tag 1–3 je 1 Satz à 20 Wdh. hintereinander durchführen. Zwischen den Übungen lockern Sie kurz Ihre Muskeln.
	Lunge S. 51 2 x 12 Wdh je Körperseite	**Einbeinstand** S. 87 2 x 12 Wdh. je Körperseite	**Diagonalheben** S. 37 2 x 12 Wdh. je Arm	**Lunge** S. 51 2 x 12 Wdh je Körperseite	**Einbeinstand** S. 87 2 x 12 Wdh. je Körperseite	**Diagonalheben** S. 37 2 x 12 Wdh. je Arm	

4-Wochen-Programm »Figurfit«

Stellen Sie sich folgendes Szenario vor: Der nächste Urlaub steht vor der Tür, oder Sie warten auf die warmen Tage und machen sich Gedanken, ob Ihr Körper immer noch so gut und schlank aussieht wie bisher. Dabei beschleicht Sie ein leises Gefühl, Sie könnten Ihre Figur noch ein wenig verbessern und schlanker werden für die körperbetonte Sommerbekleidung. Nur eines ist klar: Unser Körpergewicht verlieren wir genauso wenig über Nacht wie wir an der einen oder anderen Stelle ganz gezielt das überschüssige Fett verlieren. Erfolgreiche Figurformung ist eine aufwändige und langwierige Angelegenheit und selten in wenigen Tagen erreicht. Je langfristiger Sie schon im Voraus beginnen, desto sicherer werden Sie Ihre Wunschfigur zum angepeilten Termin haben. Sicher ist, Sie können in jedem Fall etwas tun.

So sollten Sie generell mehr Energie verbrauchen, als Sie über die Nahrung oder die Getränke zuführen, um Körperfett zu reduzieren. Bitte machen Sie keine Crashdiäten und holen Sie sich in Ernährungsfragen lieber professionelle Hilfe. Meist genügt schon eine leichte Ernährungsumstellung und ein Anheben des Energieumsatzes durch mehr Bewegung, um der Wunschfigur einen großen Schritt näher zu kommen.

Im »Figurfit«-Programm haben wir vor allem Übungen ausgewählt, bei denen große Muskeln arbeiten müssen. Das gewährleistet einen guten Energieumsatz. Aus dem gleichen Grund sind die Satzzahlen in diesem Programm um ein bis zwei Sätze je Übung umfangreicher als in anderen Programmen. Pro Tag sind vier Übungen vorgesehen.

Führen Sie diese in der Spalte von oben nach unten hintereinander aus (je Übung ein Satz à 15 Wiederholungen) und wiederholen Sie den Ablauf bei Runde zwei und drei, eventuell auch noch ein weiteres Mal mit einem vierten Satz.

Wenn Sie möchten können Sie das 4-Wochen-Programm »Figurfit« nochmals unter dem Aspekt des erhöhten Energieumsatzes wiederholen, oder Sie legen in den zweiten vier Wochen den Fokus auf die Straffung bzw. Kräftigung der Muskelpartien. In diesem Fall führen Sie die bekannten Übungen in einem höheren Level bei drei bis vier Sätzen à acht Wiederholungen durch.

Uschis Coaching-Tipp

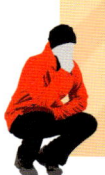

Nutzen Sie jede Gelegenheit zu energieverbrauchendem Ausdauersport wie z. B. Laufen, Wandern oder Radfahren. Trinken Sie viel und nur energiefreie Getränke – am besten Wasser oder ungesüßte Kräutertees. Essen Sie frische, faserstoffreiche Kost mit hohem Vitaminanteil. Bitte keine Fertigprodukte, und vermeiden Sie Mahlzeiten nach 19 Uhr!

Planung ist alles – auch beim Thema »Figurfit«. Stellen Sie in der Tabelle unten einen Terminplan auf und belohnen Sie sich, wenn Sie sich daran halten!

	vor dem Training, am	nach 4 Wochen, am	nach 8 Wochen, am
Hals			
Brustumfang			
Oberarm rechts			
Oberarm links			
Taille			
Hüfte			
Oberschenkel rechts			
Oberschenkel links			

Achten Sie darauf, das Maßband immer an der gleichen Stelle anzulegen, damit Sie vergleichbare Werte bekommen.

Viel Erfolg!

Woche 1

4-Wochen-Programm für »Figurfit«

Tag 1	Tag 2	Tag 3	Tag 4	Tag 5	Tag 6	Tag 7
Crunch diagonal S. 44 3 x 10 Wdh. je Körperseite	Trizeps S. 22 3 x 15 Wdh.	Adduktoren S. 60 3 x 15 Wdh. je Körperseite	Crunch diagonal S. 44 3 x 10 Wdh. je Körperseite	Trizeps S. 22 3 x 15 Wdh.	Adduktoren S. 60 3 x 15 Wdh. je Körperseite	Erholen Sie sich aktiv mit Schwimmen, Spazierengehen, Nordic Walking, leichtem Joggen, Wandern oder anderen sanften Sportarten.
Schulterbrücke S. 79 3 x 15 Wdh.	Squat S. 55 3 x 15 Wdh.	Flieger S. 91 3 x 15 Wdh. je Körperseite	Schulterbrücke S. 79 3 x 15 Wdh.	Squat S. 55 3 x 15 Wdh.	Flieger S. 91 3 x 15 Wdh. je Körperseite	ODER
Seitstütz S. 75 3 x 15 Wdh. je Körperseite	Lunge S. 51 3 x 15 Wdh. je Körperseite	Liegestütz S. 71 3 x 15 Wdh.	Seitstütz S. 75 3 x 15 Wdh. je Körperseite	Lunge S. 51 3 x 15 Wdh. je Körperseite	Liegestütz S. 71 3 x 15 Wdh.	Sie testen Ihre Fitness, indem Sie alle Übungen von Tag 1–3 je 1 Satz à 20 Wdh. hintereinander durchführen. Zwischen den Übungen lockern Sie kurz Ihre Muskeln.
Diagonalheben S. 35 3 x 15 Wdh.	Abduktoren S. 64 3 x 15 Wdh. je Körperseite	Ausdauer zirka 10–30 min	Diagonalheben S. 35 3 x 15 Wdh.	Abduktoren S. 64 3 x 15 Wdh. je Körperseite	Ausdauer zirka 10–30 min	

4-Wochen-Programm für »Figurfit«

Woche 2

Tag 1	Tag 2	Tag 3	Tag 4	Tag 5	Tag 6	Tag 7
Crunch diagonal S. 44 3 x 10 Wdh. je Körperseite	Trizeps S. 22 3 x 15 Wdh.	Adduktoren S. 60 3 x 15 Wdh. je Körperseite	Crunch diagonal S. 44 3 x 10 Wdh. je Körperseite	Trizeps S. 22 3 x 15 Wdh.	Adduktoren S. 60 3 x 15 Wdh. je Körperseite	Erholen Sie sich aktiv mit Schwimmen, Spazierengehen, Nordic Walking, leichtem Joggen, Wandern oder anderen sanften Sportarten.
Schulterbrücke S. 79 3 x 15 Wdh.	Squat S. 55 3 x 15 Wdh.	Flieger S. 91 3 x 15 Wdh. je Körperseite	Schulterbrücke S. 79 3 x 15 Wdh.	Squat S. 55 3 x 15 Wdh.	Flieger S. 91 3 x 15 Wdh. je Körperseite	ODER
Seitstütz S. 75 3 x 15 Wdh. je Körperseite	Lunge S. 51 3 x 15 Wdh. je Körperseite	Liegestütz S. 71 3 x 15 Wdh.	Seitstütz S. 75 3 x 15 Wdh. je Körperseite	Lunge S. 51 3 x 15 Wdh. je Körperseite	Liegestütz S. 71 3 x 15 Wdh.	Sie testen Ihre Fitness, indem Sie alle Übungen von Tag 1–3 je 1 Satz à 20 Wdh. hintereinander durchführen. Zwischen den Übungen lockern Sie kurz Ihre Muskeln.
Diagonalheben S. 35 3 x 15 Wdh. je Körperseite	Abduktoren S. 64 3 x 15 Wdh. je Körperseite	Ausdauer zirka 10–30 min	Diagonalheben S. 35 3 x 15 Wdh. je Körperseite	Abduktoren S. 64 3 x 15 Wdh. je Körperseite	Ausdauer zirka 10–30 min	

4-Wochen-Programm für »Figurfit«

Woche 3

Tag 1	Tag 2	Tag 3	Tag 4	Tag 5	Tag 6	Tag 7
Crunch diagonal S. 45 3–4 x 12 Wdh. je Körperseite	Trizeps S. 22 3–4 x 15 Wdh.	Adduktoren S. 60 3–4 x 15 Wdh. je Körperseite	Crunch diagonal S. 45 3–4 x 12 Wdh. je Körperseite	Trizeps S. 22 3–4 x 15 Wdh.	Adduktoren S. 60 3–4 x 15 Wdh. je Körperseite	Erholen Sie sich aktiv mit Schwimmen, Spazierengehen, Nordic Walking, leichtem Joggen, Wandern oder anderen sanften Sportarten.
Schulterbrücke S. 80 3–4 x 15 Wdh.	Squat S. 55 3–4 x 15 Wdh.	Flieger S. 92 3–4 x 15 Wdh. je Körperseite	Schulterbrücke S. 80 3–4 x 15 Wdh.	Squat S. 55 3–4 x 15 Wdh.	Flieger S. 92 3–4 x 15 Wdh. je Körperseite	ODER
Seitstütz S. 75 3–4 x 15 Wdh. je Körperseite	Lunge S. 52 3–4 x 15 Wdh. je Körperseite	Liegestütz S. 71 3–4 x 15 Wdh.	Seitstütz S. 75 3–4 x 15 Wdh. je Körperseite	Lunge S. 52 3–4 x 15 Wdh. je Körperseite	Liegestütz S. 71 3–4 x 15 Wdh.	Sie testen Ihre Fitness, indem Sie alle Übungen von Tag 1–3 je 1 Satz à 20 Wdh. hintereinander durchführen. Zwischen den Übungen lockern Sie kurz Ihre Muskeln.
Diagonalheben S. 35 3–4 x 15 Wdh. je Körperseite	Abduktoren S. 64 3–4 x 15 Wdh. je Körperseite	Ausdauer zirka 10–30 min	Diagonalheben S. 35 3–4 x 15 Wdh. je Körperseite	Abduktoren S. 64 3–4 x 15 Wdh. je Körperseite	Ausdauer zirka 10–30 min	

4-Wochen-Programm für »Figurfit«

Woche 4

	Tag 1	Tag 2	Tag 3	Tag 4	Tag 5	Tag 6	Tag 7
	Crunch diagonal S. 45 3–4 x 12 Wdh. je Körperseite	**Trizeps** S. 22 3–4 x 15 Wdh.	**Adduktoren** S. 60 3–4 x 15 Wdh. je Körperseite	**Crunch diagonal** S. 45 3–4 x 12 Wdh. je Körperseite	**Trizeps** S. 22 3–4 x 15 Wdh.	**Adduktoren** S. 60 3–4 x 15 Wdh. je Körperseite	Erholen Sie sich aktiv mit Schwimmen, Spazierengehen, Nordic Walking, leichtem Joggen, Wandern oder anderen sanften Sportarten.
	Schulterbrücke S. 80 3–4 x 15 Wdh.	**Squat** S. 55 3–4 x 15 Wdh.	**Flieger** S. 92 3–4 x 15 Wdh. je Körperseite	**Schulterbrücke** S. 80 3–4 x 15 Wdh.	**Squat** S. 55 3–4 x 15 Wdh.	**Flieger** S. 92 3–4 x 15 Wdh. je Körperseite	ODER
	Seitstütz S. 75 3–4 x 15 Wdh. je Körperseite	**Lunge** S. 52 3–4 x 15 Wdh. je Körperseite	**Liegestütz** S. 71 3–4 x 15 Wdh.	**Seitstütz** S. 75 3–4 x 15 Wdh. je Körperseite	**Lunge** S. 52 3–4 x 15 Wdh. je Körperseite	**Liegestütz** S. 71 3–4 x 15 Wdh.	Sie testen Ihre Fitness, indem Sie alle Übungen von Tag 1–3 je 1 Satz à 20 Wdh. hintereinander durchführen. Zwischen den Übungen lockern Sie kurz Ihre Muskeln.
	Diagonalheben S. 35 3–4 x 15 Wdh. je Körperseite	**Abduktoren** S. 64 3–4 x 15 Wdh. je Körperseite	**Ausdauer** zirka 10–30 min	**Diagonalheben** S. 35 3–4 x 15 Wdh. je Körperseite	**Abduktoren** S. 64 3–4 x 15 Wdh. je Körperseite	**Ausdauer** zirka 10–30 min	

Register

10-Punkte-Plan 5, 9

A
Atmung 7, 10, 13, 15, 17, 71, 94
Armschwingen 11

B
Bauchspannung 7
Beinpendel 12
Biceps Curl 20f.
Brustdehnung 14

C
Cool-down 13ff.
Crunch 38ff.
Crunch diagonal 42ff.

D
Dehnungsübungen 13ff.
Diagonalheben 34ff.

E
Einbeinstand 86ff.
Einsteiger (4-Wochen-Programm) 94ff.

F
Figurfit (4-Wochen-Programm) 136ff.
Fitness-Check 8
Flieger 90ff.
Fortgeschrittene (4-Wochen-Programm) 100ff.

G
Ganzkörperübungen 66ff.
Gesäß & Beine 46ff.

Gleichgewichtsübungen 86ff.
Grundlagen 6f.

H
Hüftabduktoren/Gesäß 62ff.
Hüftadduktoren 58ff.
Hüftdehnung 13

K
Katzenbuckel 12
Kniebeuge (Squat) 54ff.
Könner (4-Wochen-Programm) 112ff.
Kopfhaltung 7

L
Liegestütz 70ff.
Lunge 50ff.

M
Mobilisation & Körperwahrnehmung 82ff.
Mobilisationsübungen 10
Mond 15

O
Oberkörper & Bauch 38ff.
Oberkörper & Rücken 26ff.
Oberkörperheben 30ff.

R
Rolling down/up 82ff.
Rotation Oberköfper 11
Rückenfit (4-Wochen-Programm) 118ff.
Rückenschaukel 15
Rutschhalte 13

S
Schmetterling 14
Schulterbrücke 78ff.
Schulterheben 10
Schulterkreisen 10
Schultern & Arme 16ff.
Schultern/oberer Rücken 26ff.
Seitbeugen 10
Seitheben 16ff.
Seitstütz 74ff.
Skifit (4-Wochen-Programm) 124

T
Tisch 66ff.
Totenstellung 15
Trainierte (4-Wochen-Programm) 106ff.
Trizeps 22ff.

W
Wadenheben 46ff.
Warm-up 10ff.
Workfit (4-Wochen-Programm) 130ff.

Ebenfalls erhältlich ...

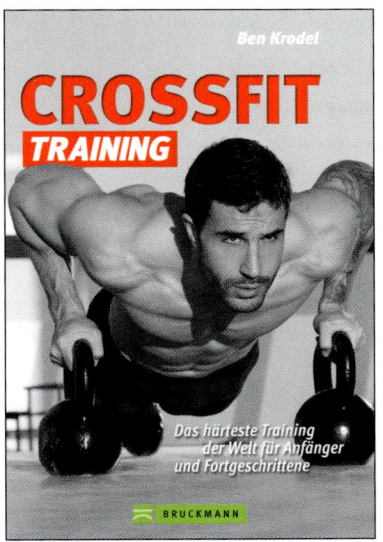

ISBN 978-3-7654-6171-2

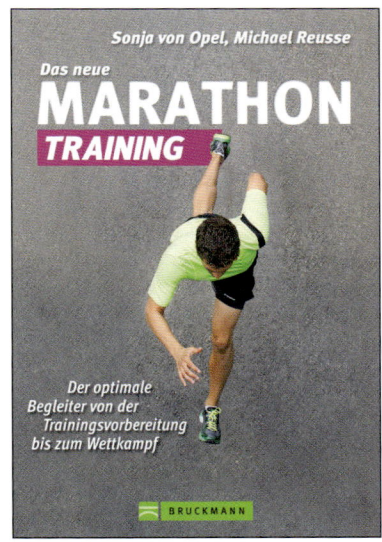

ISBN 978-3-7654-5715-9

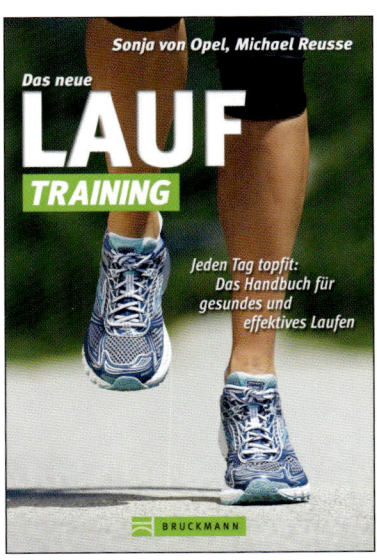

ISBN 978-3-7654-5965-8

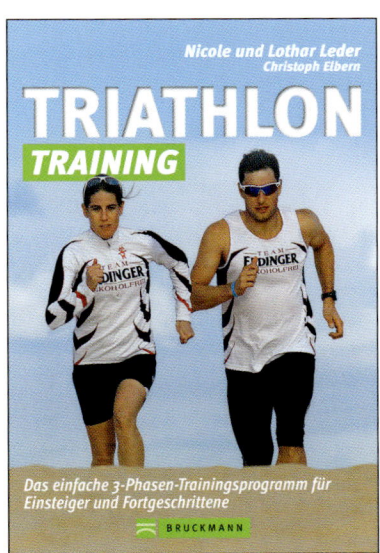

ISBN 978-3-7654-5393-9

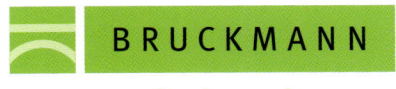

www.bruckmann.de

Die Autorin

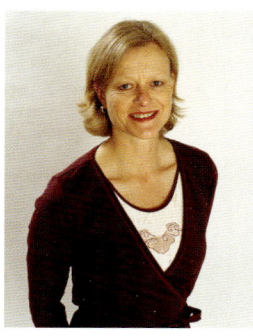

Uschi Moriabadi, Diplom-Sportlehrerin mit Studienschwerpunkt Leistungssport, übernahm bereits während des Studiums an der Technischen Universität München ein Ballett- und Tanzstudio und war zwischen 1988 und 2001 als Dozentin im Bereich Tanz, Gymnastik und Trainingslehre an der BODE-Schule (Schule für staatlich geprüfte Gymnastiklehrerinnen) in München angestellt. Seit 1989 arbeitet Uschi Moriabadi in verschiedenen Funktionsstellen und als Dozentin an der BSA-Akademie, seit 2007 zudem als Dozentin an der Deutschen Hochschule für Prävention und Gesundheitsmanagement. Ende 2012 wurde ihr Aufgabenbereich um die Ausbildungsberatung von Studenten und Betrieben erweitert. Zusätzlich ist Uschi Moriabadi seit 2004 als Autorin für verschiedenen Verlage und Fachmagazine tätig. So erschienen von ihr mehrere Fachbücher und Publikationen zu den Themen Yoga, Pilates, Fitness und Gesundheit.

Impressum

Verantwortlich: Beate Dreher
Redaktion: Dr. Marion Onodi, Planegg
Layout: Roman, Bold & Black, Köln
Layoutkonzept und Grafik: Nina Hardwig, München
Umschlaggestaltung: Thomas Uhlig, Augsburg
Repro: Cromika, Verona
Herstellung: Anna Katavic
Printed in Italy by Printer Trento

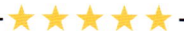

Sind Sie mit diesem Titel zufrieden? Dann würden wir uns über Ihre Weiterempfehlung freuen.
Erzählen Sie es im Freundeskreis, berichten Sie Ihrem Buchhändler, oder bewerten Sie bei Onlinekauf. Und wenn Sie Kritik, Korrekturen, Aktualisierungen haben, freuen wir uns über Ihre Nachricht an Verlag, Postfach 40 02 09, D-80702 München oder per E-Mail an lektorat@verlagshaus.de.

Unser komplettes Programm finden Sie unter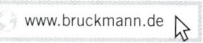

Alle Angaben dieses Werkes wurden vom Autor sorgfältig recherchiert und auf den neuesten Stand gebracht sowie vom Verlag geprüft. Für die Richtigkeit der Angaben kann jedoch keine Haftung übernommen werden, weshalb die Nutzung auf eigene Gefahr erfolgt.

Die Deutsche Nationalbibliothek verzeichnet diese Publikation in der Deutschen Nationalbibliografie; detaillierte bibliografische Daten sind im Internet über http://dnb.d-nb.de abrufbar.

© 2014 Bruckmann Verlag GmbH

ISBN 978-3-7654-8266-3